让好呼吸随时在身边

——清嗓护肺金效御方——

苏全新 编著

中国中医药出版社

·北京·

图书在版编目（CIP）数据

让好呼吸随时在身边：清嗓护肺金效御方／苏全新编著.
—北京：中国中医药出版社，2015.2
ISBN 978－7－5132－2251－8

Ⅰ.①让… Ⅱ.①苏… Ⅲ.①呼吸系统疾病－验方－汇编
Ⅳ.①R289.5

中国版本图书馆 CIP 数据核字（2014）第 303035 号

中国中医药出版社出版
北京市朝阳区北三环东路 28 号易亨大厦 16 层
邮政编码　100013
传真　010 64405750
三河市西华印务有限公司印刷
各地新华书店经销
＊
开本 710×1000　1/16　印张 17　字数 278 千字
2015 年 2 月第 1 版　2015 年 2 月第 1 次印刷
书号　ISBN 978－7－5132－2251－8
＊
定价　38.00 元
网址　www.cptcm.com

序 一

随着人民生活水平的提高，国人也越来越关注健康。呼吸作为人们须臾不可分的生命活动理应受到重视。但大气的污染、雾霾的侵袭，有一种叫人透不过气的感觉。如何让人们摆脱空气污染、雾霾带来的不利影响，如何减轻感冒、咳嗽对人的伤害，老人、孩子、孕妇这些特殊人群又该如何预防呼吸道疾病，已成为当今中医亟待解决的问题。

中医素来注重防病养生，意即通过中医的方法颐养生命、保持健康，因此也需严格遵循辨证论治的基本原则。好比同样是咳嗽，或因风寒外束，或因痰湿内盛，抑或是温燥所致，绝非一药一方可以包治。但川贝、梨汤止咳化痰的观念早已深入人心，患者自服延误病情者甚夥。再如，胖大海是一味常用的解毒利咽中药，但性味寒凉，并非所有咽痛均可应用。脾肾不足、阳气不支者服用常有损伤中阳、腹泻便溏之虞……再好的方药脱离了良医的指导也难有疗效。

在中医养生的园地中，宫廷医学可称是最为芬芳的那支奇葩。皇家贵族生活奢靡，嗜食肥甘厚味且不事劳作，常有肺胃热蕴、痰浊壅盛之弊，与今人体质有颇多相似之处。因此，宫廷医学对于现代人的养生防病具有很好的指导意义。

苏全新医生是我校毕业的青年中医，受业于彭建中、李曰庆等名老中医，系统继承了宫廷医学诊疗思想，融会寒温，辨证严谨，用药巧妙，处方灵活，并结合自身经验提出了很多富有实效的调养方法。其新作所载方法120余则，皆是安全有效、简便易行者。譬如，雪羹汤、青龙白虎汤均源自清代名医王孟英医案，是清肺化痰利咽的绝佳食疗方。又如，香囊、香薰、药枕、浴液、加湿液等均是古代外治法的延续，复经苏医生创新所得，颇为新颖。尤其是宫廷避瘟丹、二冬秋梨膏、竹沥梨膏等均为宫廷验方，今公诸世人，福德无量。

纵观本书，富有新意又不失严谨厚重。花草入馔，果蔬飘香，一草一木都被赋予全新的力量；外治内养，茶饮熏香，尽是耳目一新的养生主张；经络补泻，古今验方，可疏通气血、平秘阴阳、护肺清嗓！使得我们这一门古老医学得到了承上启下的延续。十分欣喜，故乐为之序。

国医大师：颜正华
2015 年 1 月于北京

序 二

　　《素问·四气调神大论》就曾记载："圣人不治已病治未病，不治已乱治未乱，此之谓也。夫病已成而后药之，乱已成而后治之，譬犹渴而穿井，斗而铸锥，不亦晚乎！"生动地指出了"治未病"的重要意义。近年来，雾霾频发，环境日益恶化，对人民群众的身心健康，特别是呼吸系统的健康产生不利影响。呼吸之间，吐故纳新。如何应对这些不利影响，减轻呼吸系统伤害，成为新形势下现代中医面临的新课题。

　　苏全新医生这本著作可谓正当其时。读这本书的感觉是"厚重而欢快"。说它厚重，一方面书里的方法大多源自名医古方，其中不乏清宫御医为皇帝、嫔妃、王公贵胄诊病留下来的验方，辨证准确，配伍精当，非巧思妙想不可得。另一方面，作者将师承渊源与防治呼吸道疾患的实践相结合，诸多验方中融合了赵绍琴、鲁兆麟、彭建中等多位名医的学术思想。说它欢快，是因为书中没有刻板的中医理论，而是将药食、蔬果运用到防病治病之中，更是将宫廷医学的精华诸如代茶饮、药浴、香囊、香薰融入了现代生活。大胆创新，简便易行，可圈可点，一改大家对中医"慢郎中""苦药汤"的刻板印象。此外，书中还穿插了不少关于中医中药的小故事，活泼富有趣味。

　　《吕氏春秋》指出"形不动则精不流，精不流则气郁"。通过对穴位以及特定反射区的刺激，能疏经活络、振奋阳气、畅行气血、增强抵抗力，是预防呼吸道疾病的有效方法。作者在书中为读者介绍了不少解毒利咽、疏风止咳、宣肺化痰、补肾纳气的全新经络锻炼方法，令人耳目一新。

　　透过这本书可以看到，只要真正融入并服务好人民群众，中医就能在人民群众医疗保健事业中发挥重大作用。传承创新是不变的主题。我很期待，苏全新医生能够继续发扬这样的优良传统，再接再厉，在今后的工作实践中努力探索，为中医更好服务老百姓做出更多贡献。

国医大师：晁恩祥
2015 年 1 月于北京

古为今用，洋为中用；发皇古义，融会新知。

国家名老中医：彭建中

向广大群众传播科普知识，防患于未然，提高健康水平和生活质量，是一件大好事。

国家名老中医：李曰庆

第一篇　好空气都去哪了

第二篇　香薰清噪护肺法

第三篇　清嗓护肺宫廷金效验方

第五篇 清嗓护肺日常护理效验方

一、记住以下七点，就能肺壮人强

二、厨房飘香，护嗓养肺有金汤

三、香喷喷的爱，护嗓养肺有好粥

让好呼吸
随时在身边

六、强烈推荐的养肺美味：百合、雪梨、青果与玄参

第六篇　增强体质才能保护自己

第七篇　这些 "验方" 要慎用

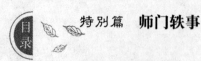

让好呼吸
随时在身边

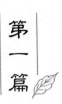

第一篇

好空气都去哪了

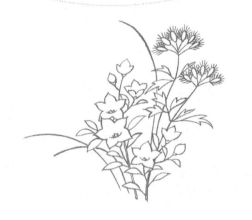

雾霾是个什么玩意儿

网上有很多调侃雾霾的段子，诸如"厚德载雾，自强不吸""霾头苦干，再创灰黄"等等。大家对雾霾都是敬而远之，避之遥遥，知道它是身体健康的杀手，不过雾霾到底是个什么玩意儿，它从何而来，什么时候出现，危害有哪些，许多人就不得而知了。

其实，雾霾是雾和霾的混合物，是自然现象之一。我们赖以生存的空气虽然看似无色，但里边漂浮了许多肉眼看不见的颗粒物质及微小水滴，如果空气相对湿度较大，在80%～90%之间，也就是说水气比例占主导，则会形成轻雾。如果相对湿度较小，低于80%，而颗粒物质较多，则会形成浓郁的霾。

雾和霾的差别简单来说就在于空气是否湿润，早晚湿度大时，雾的成分多，白天湿度小，霾占据主力位置。春夏湿度大，很少出现雾霾天，秋冬季空气干燥，就会雾霾连连。

雾霾的历史可谓由来已久，人类从中得到的教训也不计其数。雾霾第一次走进人们的视野是发生在1930年的"斯河谷烟雾事件"。比利时马斯河旁的一段长约24千米的河谷，当地政府在这里规划了一个工业区，里边有3个炼油厂、3个金属冶炼厂、4个玻璃厂、3个炼锌厂和几家电力、硫酸厂、化肥厂，每天工厂烟囱的粉尘、烟雾呼呼地往外冒。同时，马斯河谷是一个狭窄的盆地，加上当时河谷上空出现了很强的逆温层，这等于给整个工业区盖上了个大锅盖，工厂排放的大量烟雾弥漫在河谷上空无法扩散，有害物质在大气层中越积越厚。

生活在工业区的人们吸入大量的有害颗粒，造成流泪、咳嗽、咽痛以及胸痛，一个星期内就陆续有60多人死亡。后来，美国的洛杉矶、多诺拉，墨西哥的波萨里卡等地方也陆续出现了雾霾天气。其中最值得一提的就是发生在雾都伦敦的"伦敦烟雾事件"。

伦敦由于地理位置和气候条件影响，本身就是多雾的城市，它有个广为人知的外号叫"雾都"。上个世纪 50 年代是英国工业高速发展时期，伦敦市区内工厂林立，烟雾弥漫，由于当时天气异常，一连数日都不见有风，导致飘浮在城市上空的有害颗粒经久不散，整个城市笼罩在黑压压的雾霾中。化工业产生的硫酸、硝酸、有机碳氢化合物等物质依附在微小颗粒中被人体吸入肺部，直接导致疾病暴发。仅仅 4 天时间，死亡的人数就高达 4000 多人，两个月后又有 8000 多人陆续丧生。伦敦医院由于呼吸道疾病患者剧增而一度暴满，伦敦城内到处都可以听到咳嗽声。

　　这次烟雾事件给伦敦造成的危害是巨大的，同时也给以工业为主的西方国家上了生动的一课，提醒人们空气污染问题是关系到生命健康的头等问题。此后，伦敦清洁空气法案出台，并通过推动家庭取暖转向天然气，从大城市迁出火电厂等多种环境治理措施，最终使有毒烟雾从伦敦销声匿迹。

　　这几年我国各地因为重经济，求发展，环境破坏越来越严重。2013 年北京 PM2.5 指数严重超标，甚至暴表，一时间"京城"变成了"京尘"，空气污染指数高出世界卫生组织所规定的标准值 16.8 倍之多，人们外出都要戴口罩。紧接着，雾霾天气席卷 25 个省份的百余座大中城市，从东北到西北，从华北到中部，导致黄淮、江南地区都出现了大范围的重度和严重污染，覆盖了中国将近一半的土地，让中国人民彻底记住了雾霾！

　　雾霾之所以危害严重，就是因为空气污染后，微粒中依附的有硫酸盐、硝酸盐、有机气溶胶粒子等有害物质，这些物质被我们吸入呼吸道后，会沉淀在肺脏中，破坏我们的呼吸系统，还会让我们血压升高，阻碍正常的血液循环，诱发心血管病、高血压、冠心病、脑出血等疾病。

　　从雾霾发展的历史来看，雾霾其实是我们人类一手造就的恶魔。大家可以看看雾霾成分的来源，主要是汽车排放的尾气、公路扬尘和建筑施工扬尘、工厂制造的废气、冬季取暖时燃烧的煤炭废气、农业生产时焚烧秸秆的烟尘等等，这些哪一样不是出自我们自己之手？是我们对经济发展的一味追求把原本洁白纯净的"小绵羊"变成了人见人怕的"大灰狼"。

　　所以，防治雾霾我们人人都有责任和义务，在糟糕的空气面前，每个人都是平等的。同时环境污染的治理是百年之计的大工程，还有很长的路要走，很多工作要做。面对雾霾我们自己首先要做好防备，不能出师未捷身先死，先把身体搞坏了，这就是我写这本书的目的，认识雾霾，然后再科学地应对它。

为什么说雾霾是肺脏的 "破坏王"

雾霾对人体肺脏的影响是巨大的。医学研究显示，空气颗粒物的大小直接决定着它们是否会被吸入和最终在呼吸道中停留的位置。一般 10 微米及以上的颗粒物往往会被纤毛和黏液过滤，无法通过鼻子和咽喉，而小于 10 微米的颗粒物即可穿透这些屏障达到支气管和肺泡。特别是空气中直径小于或等于 2.5 微米的颗粒物，也就是 PM2.5 颗粒具有更强的穿透力，能够抵达肺细支气管壁，沉积于肺的深部，使肺的呼吸机能减退，换气功能降低。最严重的是霾中还含有不同的有害化合物，这些化学物质都会对肺脏产生不可逆转的影响。所以雾霾天 PM2.5 指数越高，人们吸入的粉尘颗粒也就越多，对肺脏的破坏力度就越大。

现代人比起远古人类，虽然过上了锦衣玉食，不必时时担心凶禽猛兽袭击的优越生活，可是，我们如今的生存条件却更加严峻，随着环境污染越来越严重，我们赖以生存的空气质量也一落千丈。

空气看似洁白纯净，其实它里面含有很多我们肉眼看不见的细菌和粉尘。比如我们每天上下班要走的公路上每立方米空气中就存活着大约四万个细菌，其中闹市区每立方米空气中细菌含量比绿化区最少高七倍以上。就算躲在屋子里，我们依然无法逃脱空气污染的困扰，说话时的飞沫、头发上的皮屑、衣被上的螨虫等等，稍一震动它们就会随风飘扬，弥散在空气中，并任由我们吸入肺部。

我们就像是生活在细菌池的鱼儿，每天都与恶魔为伍。这时就会有人问了，我们每天都要吸入细菌和杂质，怎么不会生病呢？这就不得不说是肺脏的功劳。

肺脏是人体与外界进行气体交换的器官，通过肺功能我们吐故纳新，不断吸入空气，呼出二氧化碳。当然我们从口鼻吸入的空气不能直接供人体使用，需要经过肺泡过滤成洁净的氧气。人体肺泡中含有广泛的肺巨噬细胞，这些肺巨噬细胞就像清洁工，空气中的尘粒、细菌等异物进入肺泡和肺间质，多被巨噬细胞吞噬清除掉，这样大家才不会生病。

讲到这里大家先不要高兴太早，并不是有了肺巨噬细胞我们就可以高枕无忧了，吸入空气中的异物，能被肺巨噬细胞分解的自然就会被分解了，不能被分解的就会停留在体内，肺脏就是这些杂物的垃圾场。所以，新生儿的肺看起来都是粉嫩的小鲜肉，而老年人的肺都是黑乎乎的像木炭一样。

如果周围空气受到污染，那肺脏肯定会是人体所有器官中最脏的一个，也是受害最严重的一个。自然万物都存在趋利避害的本能，当空气中弥漫着刺激难闻的气味时，人们会不由自主地掩鼻而逃，这是因为我们的肺脏对这里的空气质量产生了厌恶感，在提示这里的空气有毒。可是如今的十面"霾"伏，让我们根本无处可逃，我们的肺就像是人体的"吸尘器"，每天高负荷运转。家用吸尘器坏了我们可以再买一台，可人体的"吸尘器"坏了我们就只能自食其果，所以雾霾对肺脏的破坏性我们必须要加倍重视。

雾霾出现黄色、橙色、红色预警要有应对之策

交通路口有"绿、黄、红"的信号灯，绿灯提示您安全通过，黄色提示您减速慢行，红色提示您停车等待，三种颜色其实向路人释放的是三类不同的安全等级信息。对于雾霾天气，国家也根据危害程度高低划分为相应的安全等级。目前，被大家广为接受的办法是将雾霾分为"黄色""橙色""红色"三个级别。

随着社会经济的快速发展，工业化水平的提高，人类活动对环境产生的影响越来越大，尤其是在城市，集中了大量的工厂、车辆和人口。空气质量也因此逐渐恶化，充斥着各种可吸入的污染颗粒。

现在的智能手机里都安装有预报天气的软件，而且每天都会接到准确的

空气质量指数（AQI）。2013年1月28日，中国气象局预报与网络司发布通知，对霾预警信号标准进行了修订，首次将PM2.5作为预警分级的重要指标之一。同日，中央气象台首次单独发布霾预警，不再像往常一样发布雾霾预警。

中国气象局将霾预警分为黄色、橙色、红色三级，分别对应中度霾、重度霾和极重霾。在预警级别的划分中，首次将反映空气质量的PM2.5浓度与大气能见度、相对湿度等气象要素并列为预警分级的重要指标。同时，在霾预警中引入PM2.5浓度指标，也使得单独发布霾预警更具科学性和可操作性。而关于雾霾天气"黄色""橙色""红色"的预警，预示着未来24小时内空气指数会达到相应的水平。

现代医学证明，空气污染程度对人体健康影响是巨大的，对于不同的雾霾等级，我们要应对有策。当黄色预警出现时，健康人群会出现刺激症状，外出时应戴口罩，心脏病和呼吸系统疾病患者容易体质减弱，旧病复发，应减少外出。当橙色预警出现时，说明空气污染指数将要达到200以上，不论是健康人群还是老人、小孩、心脏病、肺病患者都应尽量避免室外活动。如果出现红色预警，空气重度污染，那只能奉劝大家在家中安一个空气净化器，没事少出去。

其实，不论是口罩防护，还是静待在家中，这些都是消极的防护，对付雾霾我们应该主动预防。

中医认为，雾霾为寒湿秽浊之邪，是天地阴阳逆乱、不交和的现象。天地的不协调会导致人体气血的不协调，作为在大自然生存的人类也应该顺天时，调和气血，通畅经络。我们可以借助于按摩或刮痧，比如用保健锤敲打后背督脉，督脉总统一身之阳气，时常敲打可以振奋阳气，增强体质，疏通经络，调和五脏，正气存内则能御敌千里。此外，肝主疏泄，能促进气血流通，时常刺激肝经可以促使体内代谢产物及时排出体内，不让肺脏变成垃圾场。

除了利用起人体的腧穴，中医还特别重视食疗，生活中其实有很多宣通肺气、清肺利肺的药物、食物，如桔梗、雪梨、青果、薄荷、甘草、苋菜、南瓜、丝瓜等等。雾霾天多吃这些食物不仅能补充各种维生素和无机盐，还能起到润肺除燥、祛痰止咳、健脾补肾的作用。

雾霾预警释放的危险信号，提示我们面对危险不能坐以待毙，当砧板上的鱼肉，任雾霾击垮健康，我们要主动出击，科学预防，争取做到"百花丛中过，片叶不沾身"。

雾霾会让我们悄然得病

曾有一对情侣闹矛盾，约定背对背各走 100 步，回头时如果还能看见彼此就不分手。结果因为雾霾太重，他们走了两步后各自回头却并没有看见彼此。于是，他们就分手了。

这是网上一则关于雾霾的笑话。说起雾霾，大家是提之厌恶、说之调侃、怨之无奈。

面对雾霾不管是哪种情绪，其实都源于我们对它的无可奈何。雾霾的主要危害成分是细微颗粒物，它能够通过呼吸道进入肺泡，并随着气血交换循环全身，从而影响心血管系统和脑血管系统，诱发呼吸道疾病、心脑血管疾病等。

人可以不吃饭、不喝水，但一时一刻也不能不呼吸空气。虽然，我们吸一口气的分量不多，但根据科学测试，人的每次呼吸空气量约 500 毫升，按每分钟呼吸 16 次计算，每人每天需吸入的空气量是 12 立方米。而在雾霾天中 1 立方米的空气就有无数的细菌和有害物质。虽然，我们的肺脏是个非常强大的净化器，但是长时间的高负荷工作，也会耗损它的寿命。肺脏对我们的身体来说尤为重要，如果它每天都处在四面"霾"伏之中，我们的身体就会悄然得病。

从西医角度来看，肺是进行气体交换的器官，肺脏吸入空气生成氧气，随着血液输送给全身各个器官。人体全身需要依靠氧气提供能量，肺脏就像是个炊事员，管着吃饭这件天大的事情。如果肺出现了问题，那我们的心、脑、肾、皮肤等等也就离出现问题不远了。

从中医的角度来看，肺主一身之气。如果给我们的五脏六腑分封官职的话，那肺脏就是个宰相。宰相在古代是干什么的？就是辅佐君王治理国家。

所以《黄帝内经》中说："肺者，相傅之官，治节出焉。"与"治"相反的概念就是"乱"，也就是说如果宰相无能，国家就会陷入一片混乱。

肺脏的地位如此之高，原因就是其"司呼吸"，主一身之气。我们形容青年人时常用"年轻气盛"这个词，形容老年人时则常用"年老气衰"。气是维持人体生命的基本物质之一，伴随并影响着一个人的生、老、病、死。气足则身体健康，气衰则百病滋生。而气从何来？其大部分就是来源于肺脏每天吸入的空气。

而雾霾在中医中属于邪气，最易耗伤阳气，当人体阳气受到侵害时就会正气虚弱，正不压邪，让我们悄然得病。所以，如何能在雾霾天里独善其身，一个很重要的办法就是扶助正气，"正气存内，邪不可干"。中医扶正助阳的办法有很多，食疗和推拿都是既简单又有效的方法，本书中就总结了不少"扶正气"的小验方，大家不妨利用起来，让我们在雾霾来临时安如泰山。

如果旧病复发要小心是否中了雾霾的 "招"

去年十月份的雾霾天，让我的门诊量一下子猛增了两三成，而且很多都是以前的老病号。他们早年患有慢性支气管炎、哮喘或是慢性阻塞性肺疾病，原本通过系统的治疗，疾病已经得到控制，很少或不再复发。但是雾霾天到来后，藏在身体里原本已经奄奄一息的病魔又重新焕发了活力，开始为非作歹。

我接诊了一位急诊病人。原来是个老熟人，患者曾患有慢性哮喘多年，去年经过系统治疗，病情得到很大的改观，基本恢复到健康人的状态。但是，上个月连着几天雾霾，患者不顾空气状况，仍然天天早晨起来去公园锻炼，结果诱使哮喘再次急性发作。

原本已经被我们遗忘的旧病重新发作，这其实是中了雾霾的"招"。像我的这位老病号，就是在户外锻炼的时候吸入了大量的雾霾中的污染物，诱发哮喘旧病复发。

雾霾看似温和，但里边却含有高达20多种的有害细微颗粒，如酸、碱、盐、胺、酚，以及尘埃、花粉、螨虫、流感病毒、结核杆菌、肺炎球菌等，这些有害物质是正常空气水滴中含量的几十倍。如果我们在雾霾天外出，这些有害物质就会被吸入肺中，对呼吸道产生影响，引起急性呼吸道感染、急性气管炎及肺炎、哮喘等。如果身体本身就患有这些疾病，雾霾中有害物质就变成了重新触发疾病的开关。

特别是小孩子，他们的呼吸道、气管、支气管黏膜本来就娇嫩，且肺泡数量较少，弹力纤维发育较差，间质发育旺盛，更易受到呼吸道病毒的感染。

对于心脑血管病人来说，雾霾甚至会带来生命危险。在雾霾天里气压较低，人们常常心中烦闷，血压自然就会增高，诱发心绞痛、心肌梗死、心力衰竭。而且雾霾出现时气温都比较低，一些高血压、冠心病患者从温暖的室内突然走到寒冷的室外，血管热胀冷缩，也可造成血压升高，导致中风、心肌梗死的发生。所以，心脑血病患者在雾霾天出现的时候一定要特别重视，小心旧病复发。

"清肺"并不是清除"PM2.5"而是清除肺部热邪

近一两年，随着雾霾天气走入大家的生活，如何在雾霾天保健养生已逐渐成为人们追捧的热门话题。养生自古就是中医的强项，很多电视、报纸、网站等媒体也应老百姓的需求，请来不少中医界的名家向大家讲解有关雾霾天保健的养生知识。其中推荐了不少"清肺润肺"的食疗食物，如胡萝卜、雪梨、木耳、豆浆、葡萄、石榴、橙子等等。这些食蔬都是日常中稀松平常之物，但经过专家指导运用却能起到清肺保健的效果，因此很受老百姓喜欢。

不过令人遗憾的是，正值大家齐心合力抵抗雾霾之时，外界总会传来不和谐的杂音。社会上那些对中医存在偏见的少部分人竟借势攻击中医是伪科学，说"中医又出来唬人，那吸进去的 PM2.5 是吃几口萝卜白菜能清出来的吗？"我先不辩解中医到底科学不科学，单凭这句评论，就可以看出明显是"外行在评内行"。中医上讲的"清肺"和普通理解的"清除肺部污染物"不是一个概念。

"清肺"一词属于中医概念，中医对痰热之邪阻于肺络之病证需要清肺化痰，清肺即是清除肺中热邪之意。"寒"和"热"是中医八纲辨证中一对大的分类。任何疾病都可以根据症状表现不同，单纯地先分为"寒证"或"热证"。寒证以寒凉为特点，热证以热燥为特点，按照这一原则，大家不妨看看我们在雾霾天表现出来的症状应该归为哪类？

雾霾天喉咙发痒、肿痛、干咳连连，严重者甚至还咳出血丝，此时我们急欲为咽喉补充水分，含一些具有清凉作用的润喉片，这不明显是"热证"表现吗？根据《黄帝内经》所制订"热者寒之"的治疗原则，清肺就是用具有寒凉之性的食物、药物来清除客于肺经的邪热之毒。所以说，胡萝卜、雪梨、木耳、莲藕这些食物并不是肺脏的清洁剂，也不具有把吸入肺脏的 PM2.5 粉尘颗粒清理出来的能力，它们是用来治病的，解决热邪伤肺引起的各种病证。

此外食药同源的食蔬，除了缓解雾霾天咽喉的不适症状外，其中富含的蛋白质、维生素 C、维生素 A 等营养物质，还有利于增强呼吸道黏膜、眼睛黏膜和皮肤黏膜的抵抗力和修复能力，其中多种抗氧化物质也有利于降低炎症反应，这都是大家抵抗雾霾的有效办法。所以说"清肺润肺"食物是大家抗击雾霾的有力武器，并不是某些人口中的唬人伎俩。

目前，大气污染是一种客观存在的外部环境，不会因人的意志而改变。每个人都渴望蓝天白云，就连国家领导人也喜欢"蓝天常在，绿水长流"，但是这不是短时间能改变的，国家发改委给出的规划是"2030 年或将实现APEC 蓝"。那这期间的十几年怎么办？我们只能靠自己，齐心协力，不放过任何一个有益于身体的办法和雾霾作斗争。总之，身体是自己的，只要对身体好，我们完全可以采取"拿来主义"，为我们所用。

平时就把肺脏练得壮壮的

肺主气，司呼吸，不断吐故纳新，人体所需的氧气都需要通过肺来供给，但面对如此多的雾霾天，肺难免受到伤害。所以说，每天都出门锻炼身体的人，要学会怎么呼吸，正确的呼吸方法既可提高正常人的肺功能、肺活量，还能促进支气管炎、肺部疾病的缓解康复。

大家都知道，肺一天 24 小时在不停地为我们的身体工作，可谓是劳苦功高，但是由于雾霾对我们的危害是缓慢的、日积月累的，一般我们不容易看到，肺也在默默地承受着。这个时候，肺在不知不觉中受着伤害，我们却不自知。等到肺出问题了，后悔也晚了。

以前人们爱吸烟，但当他们知道吸烟的坏处后，都会或多或少地改正，因为他们不愿拿自己的生命做赌注。当然，也有一些人认为肺是我自己的，我怎么舒服怎么来，谁也管不住我，这些人真到病倒那一天，就不会这么"潇洒"了。

说吸烟还是为了作对比，其实吸烟对肺的伤害跟雾霾相比，那真是"小巫见大巫"了。雾霾会让我们出现老慢支、肺气肿、哮喘、支气管炎、上下呼吸道感染等疾病。

那么怎样才能减少雾霾对我们的危害呢？这就不得不说一说健康的呼吸方法，它对肺部有很好的保健作用，下边给大家简单介绍一下。

第一，缩唇呼吸法。呼吸时，将口唇缩紧，增加气道阻力，以防止小气道过早闭塞，使气体容易呼出，改善通气环境，增强肺活量。

第二，腹式呼吸法。身体放松，两手置于两肋弓下，吸气时腹部用力鼓起，呼气时腹部自然收敛。同时将双手放到腹部上，并稍加压力以增加腹内压。

第三，吐纳法。双手合十胸前，然后两手臂向前伸直，再慢慢抬举至头顶，一边做动作一边进行"吸一呼三"和"吸三呼一"的吐纳法，即吸一口气分成三次呼出，吸三口气做一次长呼，把一口气变成多口气来锻炼。

除此之外，还有一个健肺呼吸操，大家在工作之余，可以常做一下，室内室外都可以，如果是雾霾天气，最好选择室内进行。这套操主要分为6节，首先做好准备工作，选一个比较开阔的地方，做呼吸运动，自然放松，腹式呼吸，然后开始以下步骤。

第一节，伸展运动：站立，双臂下垂，两脚间距同肩宽，吸气，两手经体侧缓慢向上方伸展，尽量扩展，同时抬头挺胸，呼气时还原。

第二节，转体压胸：站姿同上。吸气，上身缓慢地向右后方转动，右臂随之侧平举并向右后方伸展。然后左手平放左侧胸前向右推动胸部，同时吸气，向左侧转动时，动作相同，方向相反。

第三节，交叉抱胸：坐位，两脚自然放松着地。深吸气然后缓缓呼气，同时两臂交叉抱于胸前，上身稍前倾，呼气时还原。

第四节，双手压胸：体位同上。两手放于胸部两侧。深吸气，然后缓缓呼气，同时两手挤压胸部，上身前倾。吸气时还原。

第五节，抱单膝压胸：体位同上。深吸气，然后缓缓呼气，同时抬起一侧下肢，两手抱住小腿，并向胸部挤压。吸气时还原。两膝交换进行。

第六节，抱双膝压胸：直立，两脚并拢，深吸气，然后缓缓呼气，同时屈膝下蹲，大腿尽量挤压腹部及胸部，并排除肺中残留的气，吸气时还原。

按照以上"健肺呼吸操"顺序依次做完，每法重复5~6次，由慢到快循序渐进。值得注意的是，每一节都要求腹式呼吸，用鼻吸气，嘴呼气，呼气比吸气时间长约1倍。另外要注意，有呼吸道感染或合并心衰时暂不宜锻炼，可以等身体条件允许了再做。

事实上，大部分人平时工作很忙，生活压力也大，忙事情的时候也不会太在意怎么去呼吸，这样肺的压力很大，很容易出现问题。大家不妨在闲暇的时候，用上边介绍的呼吸方法进行锻炼，能够有效减轻肺脏负担。

雾霾天要不要锻炼真得有个说法

现如今，全国各地的雾霾天越来越多，而在雾霾天锻炼还是不锻炼的问题，让那些晨练爱好者很是纠结。

是不是说一旦天空中有雾霾，就不要锻炼了呢？明确告诉您，锻炼是一定要进行的。不论有没有雾霾，锻炼就在那里，无非是怎么锻炼能减少雾霾的影响罢了。那么应该怎样锻炼才是最正确的呢？

雾霾严重的时候，我们可以选择室内运动，如果你这个时候坚持去室外锻炼，那就正中了雾霾的下怀。它含有水分和尘埃，不易扩散与沉降，大部分聚集在人们经常活动时的高度，一些有害物质与水气结合，会变得毒性更大。这个大魔头，就在外面等着你，它不用休息，也不会觉得累，人类创造了它，它就是来攻击人类的。

你刚出门，便会被它重重包围，轮番对你发起进攻，而这个时候你还不知道，继续乐此不疲地进行着锻炼，实际上，你的身体正遭受着莫大的损害。特别是患有心脑血管病的人，千万要注意，雾霾严重的天气，不要外出锻炼，因为雾霾中有害的悬浮微粒被人体吸入后，会刺激人体的神经系统，尤其会引起迷走神经兴奋，造成心脏神经的紊乱，甚至透不过气来。

这时候，室内锻炼是个不错的选择，家住市区的吴大妈坚持晨练已经好几年，天气晴好时一般都到附近绿地锻炼，锻炼强度不大。前几天出现严重的雾霾天气，吴大妈没出门，把户外运动改成了室内运动，她说："其实不外出，照样可以锻炼身体。"吴大妈的室内运动是按摩耳鼻，经常对耳郭、耳根进行拉、摩、敲、搓、捏活动，可以刺激耳郭内的神经，使局部循环加快，促进血液循环，对增强体质很有益处。

当然，雾霾不是很严重的时候，身体条件好的人还是可以去室外锻炼的。这个时候，雾霾的实力不是很强，我们的身体还是可以抵挡它的攻击的，加上室外开阔的环境，锻炼对身体还是有益的。

总而言之，我们在选择锻炼地点的时候，要视雾霾的严重程度而定。不能 PM2.5 都暴表了，你还硬着头皮出去和雾霾决斗，实话告诉你，这时候你不是它的对手，最好不要拿自己的身体做赌注，伤着的还是自己。

雾霾重了，就在家里或者健身房做一些活动，甚至楼梯间的空气都比外边的好，多爬爬楼梯也是不错的选择；雾霾轻了，自己的身体也够硬朗，那偶尔也可以出去锻炼一下，换个环境，换个心情。

选个好口罩尽量把霾拒之鼻外

雾霾天气愈演愈烈，人们俨然已经成为全自动的"吸尘器"，整天不停地吸收着空气中的有害物质。这该怎么办呢？

选择一个合适的口罩很重要，这一点很多人都知道，但是你带的口罩真的有效吗？事实上，有些口罩虽然表面上看密封得很严实，但是没有实质性的作用。对于雾霾来说，这就像是一个摆设，完全是一个"纸老虎"。

现在很多商家也都发现了雾霾这个商机，各种各样的口罩都在热卖。"气候污染严重，亲们请选购原装正品 PM2.5 专用口罩，可以防极细颗粒物，带呼吸阀，呼吸流畅哦!"这是其中一家店铺醒目位置上的广告语。

事实上，一般的一次性口罩基本上只能阻挡一些灰尘和粗大颗粒物，对雾霾这样的细小颗粒的阻挡作用极有限；一般来说，纱布口罩层数越厚，例如增加厚度到 10 层甚至 12 层，对雾霾的阻挡作用可能会更好一些。这样的口罩手感柔软，薄厚均匀，而那些劣质口罩夹层多是硬塑料、纱布或薄软的面巾纸，在手感上明显有异。

其实，医用外科口罩就能很好地抵御雾霾的侵袭。这种口罩含有熔喷布滤料，滤料纤维直径可以达到 0.5 ~ 10 微米，这些具有独特毛细结构的超细纤维能增加单位面积纤维的数量和表面积，从而使熔喷布具有很好的过滤性、屏蔽性、绝热性和吸油性。

因为这是严格按照国家标准规定制成的，对非油性颗粒过滤效率很高，可以阻挡直径小于等于2.5微米的颗粒，对雾霾来说这真是一个"必杀技"，完全不给雾霾侵袭的机会。而市面上销售的一些较薄的棉布口罩因过滤层空隙较大，只能过滤直径比较大的颗粒，并不能有效地防止雾霾的肆虐。基于人们的爱美之心，市场上也出现了卡通口罩、个性口罩、特色口罩，这些时尚口罩基本都属于非医用口罩，不具备过滤PM2.5的功效。

另外，还有一种叫N95的口罩，对雾霾的过滤效果也很好，但它的防护材料过于密闭，会让人出现呼吸困难，甚至因缺氧而头晕，特别是心血管病人，应当慎用。否则，为了对付雾霾而出现了意外情况，就得不偿失了。

很多人买来一个口罩，却不知道怎样戴，对防霾同样没有作用。正确的戴法是在鼻梁处扣紧、使口罩边缘与脸型匹配，做到完全密合。其实，我们即便是有了很好的口罩来抵挡雾霾的攻击，但如果不及时更换或者清洗，还是不能发挥口罩的效果。因为平时雾霾攻不进人的口鼻，就会潜伏在口罩的过滤层中，时间长了，饱和了，同样会被我们吸进体内。

还有很多人们不懂清洗口罩的方法，也给雾霾留下了可以钻的"空子"，因为普通的清洗并不能彻底把雾霾中含有的细小颗粒物洗掉，还有粘在口罩上的细菌，更是杀不死。只有将口罩放入开水烫几分钟，清洗干净再拿到阳光下晾晒，这样才能拥有一个上佳的防护用品。

只有会洗鼻才能正确防霾

频繁的雾霾，不仅给蔚蓝的天空蒙上了阴影，对人们的健康也产生了巨大的威胁。我们在阴霾天除了少出门、出门戴口罩、回家后洗手之外，是不是还可以采取其他的防霾方法呢？

生活中，很多人嫌麻烦，出门总是不戴口罩，这样雾霾很轻易地就进入到了鼻腔中，体积小的颗粒物接着直接攻入肺中了，体积稍大些的有害物质就潜伏在人们的鼻腔中，伺机打入我们的身体内部。即便有些人戴了口罩，但雾霾还是可以进入人们的鼻腔中的，只要占领了鼻腔这块高地，它们的战斗就基本上打赢了。

鼻腔是一个顶窄底宽的狭长空隙，前起前鼻孔，后止于后鼻孔，与咽部相通。鼻腔的大部分由呼吸区黏膜覆盖，黏膜内含有丰富的浆液腺、黏液腺和杯状细胞，能产生大量的分泌物，使黏膜表面形成一层随纤毛不断向后移动的黏膜毯，能够粘住细菌和灰尘颗粒，把它们送到后鼻孔，从口腔排出。若雾霾中的污染物不能被鼻黏膜清除而进入人体，就有可能产生一些疾病。

鼻黏膜的工作效率是一定的，加上雾霾的刺激，甚至会降低一些，我们要想有一个健康无恙的身体，就要采取措施去帮助鼻黏膜一把才行，经常洗鼻，就是一个不错的方法。有些人认为这只是道听途说，洗鼻不仅没有用，而且还会对人体产生伤害。实话告诉大家，那是因为他们没有掌握方法，或者没有用对清洗液、清洗工具，甚至不清楚合理的清洗频率等。

首先，应选择合适的用水，可以购买注射用的生理盐水，清洁程度高且浓度刚好，最适合鼻纤毛的摆动。如果自己配置盐水，配比的方法是500毫升清水加入4.5克无碘盐，清洗液的温度最好是30℃~35℃。

洗鼻的工具，可以找一个开口处可以拧开的喷雾剂的空瓶，清洗干净后就可以使用了。把生理盐水倒在喷雾剂的空瓶里，直接对着鼻子喷，然后轻轻把鼻中的脏水擤出来或者经口吐出来，这个方法易于操作，也比较安全。此外，市场上还有一些专门为洗鼻准备的电动工具，清洗效果好且能起到很好的按摩作用。

再给大家说一个"便捷洗鼻法"，可以摆脱洗鼻工具的限制，主要分为三步：

第一步，站在水槽旁，左手放平，倒入手心少量的生理盐水。

第二部，弯腰低头，鼻子靠近左手掌心的水，轻轻吸水，同时盛水的左手左右来回擤鼻子，让少量温水和适量空气进入鼻腔前部，要掌握好鼻子吸入水的量和速度，让带有空气的水进入前鼻腔即可。

第三步，用适度力量把吸入鼻腔的水再从前鼻孔擤出来。

这些方法确实很有效，但是我发现，很多人洗后有鼻黏膜充血、溃烂的情况，这是他们洗鼻洗得过频引起的，有的人每天二三次，甚至更多，这样鼻黏膜受得了才怪呢！人们为了防止雾霾进入肺中，付出的代价真是不小。

一旦人们的鼻黏膜损伤，还会引起鼻腔干燥，这时候，雾霾就更容易发动攻击了，能"畅通无阻"地轻松攻入人们的肺部。

我发现有的人做得很好，每天晚上在刷牙的时候，对鼻子清洗一次，而且动作做得很慢，每次把有害物质清出来了，自己的鼻腔也不会伤到伤害。另外，经过我的总结，发现这些人用的只有生理盐水，并没有加入其他的药物，比如说消炎的、杀菌的，这也是他们鼻黏膜完好无损的关键之处。

总而言之，洗鼻还是很有必要的，但人类要想防止雾霾的侵害，得选对方法、把握住度，不要太极端了，过犹不及。换句话说，就是洗得过频了，弊大于利。另外，大家得注意，洗的时候用生理盐水就行，如果加入药物，只能是"搬石头砸自己的脚"。

饮食及情志调节对防霾很重要

雾霾的实力是越来越强大，我们不能"坐以待毙"，也要增加自己的实力来与之抗衡，可要说起来该怎么做，很多人都会陷入沉思，因为完全没有头绪啊。其实很简单，我们在平时的日常生活中就可以让自己变得更强大，比如说做好饮食和情志调节。

先来说饮食，对症下药最重要，雾霾对我们哪个器官损害最重？肺，这个大家都知道，那么我们就要多吃一些清肺、养肺的食物，比如说百合莲子羹。

这道美食的主要配料有百合、银耳、莲子、枸杞。具体的做法是先准备适量的水，这个水也很有讲究，不能用水龙头里的自来水，因为这个同样有污染，可以用净水器中的水。银耳要提前用温水浸泡，泡发后洗净，把根部去掉，切成小块或手撕成碎片备用；同样的，枸杞和莲子也要用温水泡一下，并且洗净备用。

最后就是熬制，先在锅中将准备好的银耳、枸杞、莲子加上冰糖，再加入水，放在火上大火烧开，然后加入百合，火改成小火，再煮 1 ~ 2 个小时，直到银耳感觉已经"化"了就可以了。

百合甘凉清润，主入肺心，能够清肺润燥止咳，是养肺的上品；银耳味甘淡性平，归肺、胃经，具有滋阴润肺的功效；枸杞和莲子同样对肺很有好处。

如果能够经常吃一些清肺润肺的食物，那么随着雾霾吸入的粉尘、细菌等有害物质就会得到处理。百合银耳羹只是给大家的一个推荐，另外还有雪梨炖百合、凉拌双耳、牛肉炖萝卜、白茅根竹蔗煲猪肺等食物都很有用，后面将为大家详细介绍。

另外，情志的好坏也决定着雾霾对我们危害的大小。对外界信息能产生情志反应是人区别于其他动物的重要特征之一，不同的外界信息会使人产生不同的情志变化。如遇到开心的事会笑，遇到伤心的事会哭，遇到恐惧的事会害怕、紧张等，这些都是情志的表现。

现在的天空，几乎是天天雾霾，很多人看到这样的天气，会不由自主地感到忧虑、愤怒，这样就很容易出现肺气郁结，损伤肺脏，《诸病源候论·气病诸侯·结气候》中就曾有"结气病者，忧思所生也。心有所存，神有所止，气留而不行，故结于内"的论述。

换句话说，就是心态的问题。美国成功学家拿破仑·希尔关于心态的重大作用讲过这样一段话："人与人之间只有很小的差异，但是这种很小的差异却造成了巨大的差异！很小的差异就是所具备的心态是积极的还是消极的，巨大的差异就是成功和失败。"

一个人看到雾霾，不要被它吓到，也不要因为它而忧虑，那么你就有一个好的心态。心态好了，自己的心情也会好，进而对自己的脏腑也很有好处，身体也会一直很棒，这便是拿破仑·希尔所说的成功。反之，如果整天因为雾霾而愁眉苦脸、抱怨不离嘴，那么你终将脏腑机能失调，落得一个病病快快的身体，失败在所难免。

说实话，雾霾确实很厉害，它能害人于无形之中。我们要做好迎敌的准备，不能被强大的敌人吓得乱了阵脚，不妨用"草船借箭"的对策来应付它。茫茫大雾天，提前做好准备，到时候必有收获。记住了，这个准备工作就是做好饮食和情志调节。

雾霾天老年人应注意防病

早上，丁大爷像往常一样到小花园做操，半小时后觉得呼吸困难、肺部难受、咳嗽不止，到医院诊断是犯了哮喘。现在像丁大爷这样的情况很多，由于雾霾天空气中有害细菌病毒颗粒多，因此而引发呼吸道疾病的占到门诊量的一大部分。雾霾对呼吸系统影响最大，尤其是本身肺功能不好的老人更容易引发呼吸系统疾病。

因为雾霾有较强的吸附性，会将汽车尾气、燃煤等产生的有毒气体"集结"，导致它们不能及时扩散。空气中含有的各种病菌、悬浮物和化学物质比平时多，有害物质含量高，容易诱发或加重哮喘、鼻炎、咽喉炎等疾病。

另外，雾霾天气持续不散，还会加重老年人循环系统的负担，可能诱发心绞痛、心肌梗死、心力衰竭等，使慢性支气管炎出现肺源性心脏病等。

起雾时气压低，空气中的含氧量有所下降，人们很容易感到胸闷，早晨潮湿寒冷的雾气还会造成冷刺激，很容易导致血管痉挛、血压波动、心脏负荷加重等。同时，雾中的一些病原体会导致头痛，因为雾气进入人体后会消耗营养，造成机体内损，还会阻碍正常血液循环，导致心血管病、高血压、冠心病、脑出血。

年轻人身体棒，受点雾霾的侵害，一时半会儿不会有什么大碍，可老年人本来身体就弱，出去锻炼就是为了强健体魄，一个不注意，有可能会引起严重的后果。那么，在雾霾天，老年人怎样做才能防止以上疾病的发生呢？

首先，雾霾天要减少户外锻炼，暂停晨练。锻炼的时间最好选择上午到傍晚前空气质量好、能见度高的时段进行，地点以树多草多的地方为好。外出时除了要戴口罩外，最好选择徒步，由于骑车速度较快，在雾霾天气吸入的有毒化学物质就越多；或坐公交车，这样可以避免吸入较多的细颗粒物，减少疾病发生。

其次，雾霾天气外出回家后要及时将附着在身体上的"霾"清理掉，以防止 PM2.5 等细颗粒物的危害，做到勤洗脸、漱口及清洗鼻腔。洗脸时宜用温水，清洗鼻腔时双手捧温水，用鼻子轻轻吸水并迅速拧鼻翼抽吸，再松开鼻翼让水流出，反复几次即可，但要注意避免呛咳。

再次，雾霾天，老年人在室内保健时要做到"一巧二少"，即巧打扫、少开窗、少抽烟。就是说室内应尽量少打扫，家具用湿布擦拭，以免扬尘；保持室内一定湿度，在暖气上放湿毛巾，可以吸附细小灰尘；清理床单时要在刷子上包上湿毛巾来回刷，避免尘埃飞扬。如果开窗户，有害物质容易随空气进入室内；抽烟就更不用说了，污染室内环境，会对人形成持续伤害。

最后告诉大家，可以在家里多养几盆植物，比如说绿萝、万年青、富贵竹等，它们不仅可以美化室内环境，使室内增添了生气和情趣，给老年人带来好心情，且还可以吸附室内 PM2.5 等细微颗粒物，降低室内污染，减少疾病发生。

总之，雾霾对老年人的危害不可轻视，一定要做好预防工作。防患于未然，不给雾霾任何打倒我们的机会。另外，提醒各位老年朋友，如果你有呼吸道疾病或者是心血管病，一定要按时吃药，这是基础，即使你的防范工作做得很好，也不能把这茬事儿给忘了。

雾霾天女性更应深度护肤

我们现在都已经知道，霾在吸入人的呼吸道后，对人体有害，会引起各种疾病，但是你知道吗？人的肌肤也是会呼吸的，霾也是会被吸入毛孔里的，长期吸入的结果就是毛孔堵塞、满脸痘痘、肤色黯淡，对皮肤是一个不小的损害。

具体来说，大气污染物中二氧化硫、氮氧化物等酸性物质对肌肤会产生一定的刺激作用，尘埃等飘浮颗粒也能堵塞毛孔，阻碍肌肤正常排毒和呼吸。

同时，雾霾天气空气中含有大量污染颗粒和微生物，这些物质依附在皮肤上，导致皮肤的代谢循环受到影响，会使黑头、毛孔粗大的问题更加明显。特别是皮炎、湿疹、疱疹、脓疱疮、毛囊炎、青春痘等易发生感染的皮肤病，在这种空气中更容易加重病情。

在雾霾遮天蔽日的日子里，既然我们无法宅在家中"自强不吸"，那么如何才能保护自己的肌肤不被伤害呢？这是爱美人士都很关注的话题。

首先，涂抹隔离是最基础的，出门前给肌肤涂上隔离霜，同时过几个小时要补搽。这样，雾霾对肌肤的伤害就会大大降低。这就像给皮肤上罩上一层保护膜，空气中大部分的有害物质，在对人体发起攻击的时候，都会被隔离在这层膜之外，或者粘连在上面，不会直接对皮肤造成伤害。

但是一天下来，脸上、皮肤上依然会停留很多灰尘、颗粒。这就要有一个正确的洗脸方法，为了将雾霾对皮肤的伤害降至最低，洗脸时间要提前，有条件的话，一到家最好就马上卸妆洗脸。先用凉水冲洗面部，然后再换成温水来洗，肌肤经过一冷一热后更容易打开毛孔，这时通过手掌的温度让清洁类产品更易深入肌肤，再用指腹轻轻揉搓，就能更有效地清除污垢。

洗的时候要注意，让泡泡在角栓处稍作停留，黑头粉刺较明显的地方也让泡沫儿多待一会儿。不能忽略鼻翼两侧，这个地方最容易积存有害物质，而又是容易被忽视的地方。一只手轻轻地按压鼻头处并向一侧拉开，另一只手的中指再对鼻翼的细小部位进行揉搓式清洁，这样才能做到深层清洁。

沙尘等物质会让皮肤变得更加干燥，因此雾霾天气，给肌肤补水非常重要。充满水分的健康肌肤，对抗外界伤害的能力也会大大提高。怎样补水呢？很简单，喝水就行。喝水不但可以使皮肤保持时刻湿润，还能让皮肤分泌型IgA增加，防御能力更强。同时也可以用一些补水的护肤品，现在市面上很多这类产品，选择自己最喜欢的就行。

另外，饮食上应该清淡一点，多吃一些水果蔬菜，不仅可补充各种维生素和无机盐，还能起到润肺除燥、祛痰止咳、健脾补肾的作用，比如说梨、橙子、百合、黑木耳、猪血等。最后提醒大家，雾霾天气下，要想有好的皮肤，还得要注意休息，不能让身体抵抗力因为熬夜、紧张等因素而下降，否则你所做的努力就会事倍功半。

好父母要用好方法帮助孩子防霾

"现在的雾霾天真多，听说不少刚出生的宝宝都得了新生儿肺炎，我们家的宝宝才刚两岁，为了避免雾霾的危害，我们都是请月嫂在家带孩子，我很庆幸自己的孩子可以不用带出门，但等到要上学了，还真不知道怎么给孩子防护。"这是一位妈妈的担忧。

以前的人们是"谈虎色变"，现在的人们则是谈 PM2.5 色变，连续的雾霾天气使呼吸道、心血管等疾病患者增加，婴幼儿体质比较弱，在这样的天气下特别容易生病。

孩子都是父母的心头肉，真可谓是握在手里怕掉了，含在嘴里怕化了，顶在头上怕晒了，装到兜里怕丢了。做父母的平时对自己的孩子都是百般呵护，可雾霾这个东西却在无形之中对自家的孩子产生伤害，真是让人头疼。

如果霾被宝宝从呼吸道吸入，就会沉积于宝宝的肺泡之中，沉积肺泡的烟尘被溶解后进入血液，损伤血红蛋白输送氧的能力，易造成血液中毒。霾中所含有的二氧化硫等主要是刺激呼吸道，危害更大。很多家长看到这儿，就又坐不住了，可着急也不是办法，最终还是要有好的方法来预防才行。

很多人知道要开窗通风，特别是很多家长晚上开空调带宝宝睡觉，更要注意通风，但雾霾天气下不主张早晚开窗通风，最好等太阳出来再开窗通风。

雾霾天气下，卫生很重要，否则极易引发呼吸道疾病，清理卫生不给病菌以滋生之地，其次要保湿，孩子的房间一定要保证相对的湿度，让飘浮的粉尘易于沉淀和吸附在地面，打扫时，尽量使用湿的抹布擦拭灰尘，以免被孩子吸入呼吸道。

雾霾严重的时候，最好不要带宝宝进行户外活动，尤其早晨空气质量特别差，活动要在能见度高的时段进行，地点以树多草多的地方为好。等太阳出来了，让孩子多晒晒太阳，紫外线是自然界杀灭大气微生物如细菌、病毒等的主要武器。

如果孩子吵着非要出去玩，那就给他准备一个大小合适、防霾效果好的口罩戴上。尽量不要让孩子在马路旁边玩耍，因为这个地方的汽车尾气、废气较多，而又主要集中在一米以下的空气层，加上雾霾天气的因素，会对孩子形成一个"双重夹击"的局面，危害更大。孩子外出归来后，有害物质容易吸附在脸部皮肤上，要及时用温水将附着在皮肤上的雾霾颗粒洗净，然后可以给孩子洗个热水澡。

另外，要给孩子合理的饮食，让他们多喝水。孩子还小，不懂得该吃什么、喝什么，这个时候，我们做家长的要做好后勤服务，不妨买点萝卜给孩子炖汤喝，化痰清肺，孩子也愿意接受。

与此同时，可以在室内带孩子做做运动，能够增强肺的供氧能力，促进骨生长及神经内分泌系统的控制与调节功能等，从而提高人体对外界环境的适应能力和对疾病的抵抗能力。总而言之，只要做父母的预防工作做得好，孩子必然是个健康的宝宝！

特殊易感人群一定要有特殊防霾之道

现在的雾霾天已经不分时候了，每个季节都会出现，原先风和日丽的日子，现在竟然一直这么霾着，让人好不郁闷，同时也格外担心自己和家人的健康受到侵害。但是不得不说，雾霾的影响真的是不可避免的，各类易感人群要选好应对的方法。

从中医上讲，雾霾属于"瘴气"，有毒性；从西医的角度，雾霾中携带着大量的尘埃、病菌、病毒，还有细微颗粒——PM2.5。这些物质进入呼吸道之后，能够引发呼吸道上皮细胞的炎性反应，表皮组织的细微破溃，是病毒和病菌入侵人体的通道。尤其是病毒，因为体积微小，自我复制速度快，它的致病效率更高。

雾霾天的健康危害，还不仅限于呼吸道疾病，更可怕的是雾霾中的脂溶性颗粒物以铅、锌等重金属粒子为主。这些脂溶性的颗粒物，更容易穿过呼吸道表皮细胞，进入血液，长期"定居"在我们体内。长期积累的重金属粒子，是引发肿瘤、基因突变的罪魁祸首，威胁人类健康的主要疾病，如肿瘤、糖尿病等，都有它们的"功劳"。

从雾霾天的危害我们可以看到，呼吸道疾病是雾霾一时的影响，而它更深远的影响可能是随着大量重金属离子、各种致癌物随尘埃进入肺部，穿过呼吸道表皮细胞，进入血液而引起肺癌易感人群、糖尿病易感人群和心脑血管易感人群的患病风险的增加。因此这几类疾病易感人群，特别是有家族史的易感人群更要注意雾霾天的防护。

首先来说呼吸道疾病，雾霾对于患有哮喘、慢性支气管炎、慢性阻塞性肺病等呼吸系统疾病的人群会引起气短、胸闷等不适，可能造成肺部感染，或出现急性加重反应。这类病的患者大都是老年人，所以老年人一定要注意最好待在室内，要格外注意清洁卫生，习惯用笤帚扫地的人不妨改用吸尘器，地毯、床单、被套、沙发套等及时清洗；煎、炒等传统的烹饪方法易产生大量油烟，污染室内空气，建议在家做饭多用蒸、煮等方式。

雾霾天气下，儿童的呼吸道疾病发病率也比较高。家长、学校要通过宣传和知识普及的方法让儿童对雾霾天气及其对健康的影响有直接了解和感官认识。减少孩子的室外活动，将户外活动改为室内活动，从而减少雾霾对儿童的影响。此外，在平时的生活中，毛绒玩具表面的灰尘、细菌较多，尽量少给孩子玩或常清洗，让孩子的活动远离污染严重的交通干道，临街住的，避免在交通高峰期开窗通风。

肺癌、糖尿病、心脑血管病易感人群以中老年人居多，这类人更容易在雾霾的影响下发病。它就像是能看透人似的，你越是哪一方面出问题，它就越是朝你的那个方向进攻，而且还是不达目的誓不罢休。所以，大家一定要注意防护，尽量少出门，若是出门要戴口罩，注意休息，减少长时间、高强度的户外锻炼。

另外，孕妇也是易感人群之一，不仅自己会罹患各种疾病，而且容易产下体重较轻的婴儿。平时要避免过度劳累，保证充足的睡眠，减少心理压力。同时，孕妇也不能一味休息，仍应适当活动，保持乐观的情绪，多吃含锌食物，补充维生素 C，适当提高室内空气的相对湿度。

一般情况下，我们大部分人都是在室内的时间长，而室外作业的人员则不同，比如说清洁工人，受工作性质的影响，他们长时间暴露在雾霾之中，更容易出现各种疾病。在工作的时候，不妨也戴上口罩，多喝水，回去后要做好清洗。

雾霾对人体很有害，特别对这些易感人群来说更要注意，但只要做好正确的防护工作，还是可以逃过它的"魔爪"。相信自己，付诸行动。

第
二
篇

香薰清嗓护肺法

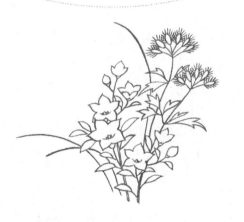

居家办公防霾用马鞭草精油香薰

近年来，雾霾出现次数增多且危害加重，而雾霾带来的直接影响就是上呼吸道感染、支气管炎等，各大医院的呼吸科是人满为患。此时如果能够正确地使用精油，不仅能给你提供优质空气，而且也会让你的正能量满满。

我们白天外出工作、忙碌，难免受到外面雾霾的侵袭，本来身体就已经很疲惫，对外邪的抵抗力下降，再加上各种有害颗粒、细菌、病毒的影响，很多疾病就会接踵而至，特别是呼吸道疾病。那么，我们在办公室或者回到家中就一定要注意，千万不能再让不良的空气继续追击我们。

那怎么做才好呢？用马鞭草精油。它具有调理和安定神经的功效，有助于解决呼吸系统问题，例如支气管炎、鼻塞、鼻窦充血等。也能预防抽搐，安抚气喘引起的咳嗽，治疗头晕、心悸。另外，马鞭草精油具有温和的镇定效果，可以帮助睡眠。它以消除沮丧情绪的效果闻名，因为其对副交感神经系统有调节和安抚的作用，能使人情绪放松、精神振奋，从容面对压力。

当然，马鞭草精油最有效的使用方式是香薰。这样不仅可以改善室内空气质量，降低身体所遭受的伤害，对一些疾病还能起到一定的治疗作用，比如说咳嗽。在此告诉大家，马鞭草精油是从马鞭草的叶子中萃取的液体。中医认为马鞭草性凉味苦，有清热解毒、活血化瘀、利水消肿的作用，而马鞭草精油是马鞭草的萃取物，自然也有同样的功效。

另外，马鞭草精油香薰还可以解决雾霾天气引起的多种皮肤问题，比如说脸上出痘痘。前些天，我的朋友圈有人转了一个视频，看得我目瞪口呆，一位满脸脓疱的妹子在左一层右一层地使劲涂抹粉底，然后再加上很熟练的化妆手法，终于将自己变成了一位很可心的女孩子。爱美是我们的天性，然而恶劣的空气往往让我们事与愿违，各种细菌、脏东西刺激着我们暴露在外的皮肤，尤其是脸部，很容易出现过敏现象，近乎"毁容"。这个时候，用马鞭草精油进行香薰，可以保持皮肤湿润、降低发炎的几率，从而改善皮肤痘痘、浮肿的症状。

具体的香薰方法是，在家里或者办公场所购置一个熏香灯，每次滴马鞭草精油4滴于灯中，即可开始熏香。这样可以使办公室的空气更加清新，要注意的是最好不要开窗，以免污浊的空气进入室内。一边香薰一边工作，不仅使自己的身体更加健康，还可以提神，提高工作效率，真是一举双得。

在家里香薰就更适合了，每晚在睡觉前关闭窗户，点上熏香灯，可以使人感觉放松，在舒缓的气氛下安然入眠。更重要的是，它能改善室内空气质量，有效杀灭空气中的细菌。人们吸入的空气中少了那么多有害物质，呼吸道发炎的概率就会降低，身体就会变得更好。

加湿器加中药防霾更有效

受雾霾的影响，很多人都容易出现呼吸道疾病，面对如此严峻的问题，大家也都绞尽脑汁想各种防治的办法。喝中药是大部分人的首选，然而良药苦口，为了身体无恙，不得不遭受味觉上的痛苦。还有人选择一些食疗的方法，当然这个方法只要能坚持，固然很好，只是整天忙碌，往往没太多时间去做这些"美食"。

告诉大家一个既安全有效又省事，同时还不受中药之"苦"的好方法，那就是将中药制作的液体，加入到空气加湿器中来雾化居室。比如双根大海橄榄饮，我们熬制好之后，可以倒入空气加湿器中，可以加入适量的水来稀释一下，能够雾化更长时间。

这样做不仅可以吸附空气中的PM2.5，净化空气，同时还可以保持空气湿润，防止我们的咽喉过于干燥，更重要的是能够发挥中药的治疗作用。比如板蓝根，它具有清热解毒、凉血消肿、利咽的功效，用它熬制的中药，喝起来有利咽喉，雾化起来效果一样。

当然上边只是举的一个例子，我们在平时的生活中，会接触到很多清热利咽、润肺化痰的中药方子，用它们熬制的液体都可以用来雾化，效果都很好。

接下来，我们说一说室内空气干燥的危害，首先它会使老人、幼儿等身体抵抗力较弱的人群感染疾病；其次，易使皮肤老化，形成不可恢复的皱纹，还容易导致传染性疾病的蔓延。

随着人们生活水平提高，空调广泛使用，很容易引起空气干燥、细菌滋生，最终导致皮肤紧绷、口舌干燥、咳嗽感冒等疾病的发生。加湿器在雾化过程中，释放大量负氧离子，能有效增加室内湿度，滋润干燥空气，并与空气中飘浮的烟雾、粉尘结合使其沉淀，能有效除去油漆味、霉味、烟味及臭味，使空气更加清新，保障您和家人的健康。

当然，加湿器很多家庭中都有，天干物燥，喉咙干痒，少了这个雾化的专业设备是不行的。它的用法很简单，一般我们都是加入适量的水就行了，这样确实会有好处，但只能湿润空气，解决空气干燥的问题，作用很有限。如果加入一些润肺利咽的中药液体，那效果可就大不一样了，不仅能"防"，还能"治"，对于呼吸道疾病，有则治之，无则防之。其实也没有增加多大的麻烦，只需提前熬制中药就行了。

在室内工作的上班族，办公室中也可以放一个加湿器，然后去医院取一些有利咽喉的中药，熬制好以后加入加湿器中，在工作的同时又能受到中药的滋养，因为它可以吸附室内的有害物质，还可以抗菌抗病毒，减轻上班途中吸入杂质带来的危害，让大家不仅在身体上受益，心理上也能有一丝慰藉。

提神醒脑香袋

好闻的香气能够陶醉人，关于香气的故事也非常多，不过大家又是否知道原来香气也能治病呢？其实在中国古代，用"香"治病的例子比比皆是。在三千多年前的商代，就已经利用花的香味来治病了。汉代，名医华佗曾用丁香、百部等药物制成香囊，悬挂在居室内，用来预防肺结核。唐代医家孙思邈的《千金要方》中，有佩"绛囊"，"避疫气，令人不染"的记载。

下边我给大家介绍一个"提神醒脑香袋"，不仅能提神醒脑，还有益于呼吸道，减少空气污染的危害。香囊的制作方法是：取冰片、樟脑各 3 克，良姜 15 克，桂皮 30 克，将这 4 种中药混合捣碎，将制作香袋的布缝成小袋后，装入准备好的用药即可。

这个香袋可以提神是因为通过香袋中独特的中药香气作用于大脑或者是鼻黏膜，可调节神经系统，使人精神振奋；能有益于呼吸道是因为香袋中药物散发出来的芳香气味能够刺激鼻黏膜，使鼻黏膜上的抗体——分泌型免疫球蛋白的含量提高，含量的提高使得病毒在鼻黏膜及呼吸道黏膜上不易存活，从而使人们患感冒、慢性咽炎等疾病的几率大大降低。

在端午节，民间有一种风俗，就是在家门口悬挂艾叶，因为艾叶散发的芳香气味不单单能提神醒脑，更重要的是它对周围空气有消毒杀菌的作用，能够减少家人患呼吸道疾病的概率。

中医药理指出，芳香药可以通过肌肤、穴位、经络等途径"渗入"人体，能起到活血化瘀、平衡阴阳的作用。到了现代，人们将中医的佩戴香囊疗法发扬光大，成为养生保健的"绿色疗法"之一。

上边介绍"提神醒脑香袋"是很好的选择：冰片不仅能开窍醒神，还有清热消肿、止痛的功能，樟脑的功效跟冰片差不多，但两者结合效果更好。良姜有散寒止痛、温中止呕的功效，而桂皮能暖胃祛寒，活血舒筋，通脉止痛。将这四味中药制成的香囊佩戴于脖颈上，对于滋养咽喉、肺脏来说，位置刚刚好。它们的药效可以直接渗透皮肤，进入内部，发挥最大的作用。

但是，经过一段时间后香囊内中药的气味会减弱，各种功效也会降低，这时候你就应该更换了。最后提醒大家，在使用香囊时还要注意防水、防潮，孕妇慎用。一般情况下，大部分人都不会过敏，但也有特殊情况，若直接接触皮肤而出现红疹、瘙痒等现象，应取下香囊，将香囊挂于室内空气流通处，局部皮肤用清水冲洗。

防霾苏醒香囊

使用方法　取佩兰 12 克、川芎 15 克、藁本 10 克、生蔓荆子 10 克、冰片 2 克，除冰片外先将各药烘干，研为细末，随后加入冰片调均匀，最后装入布袋，佩戴在胸前，在头晕嗜睡时拿起来闻一闻。顿感药香扑鼻，提神醒脑。

使用范围　对因雾霾以及各种原因引起的头脑昏沉、视物模糊、头痛均有效果。

功效解析　中医认为，头面部为"诸阳之会"，一身气血均需汇入头部人才能健康、清醒。而"风、寒、暑、湿、燥、火"六种邪气上扰头目均会引起头痛、昏沉、眼花、注意力不集中、记忆力减退。雾霾在中医属于邪气，当人体阳气受到侵害时就会让我们悄然得病，比如头晕头痛症。而芳香气味的中药有化湿辟浊的效果，古代房屋都是木制房屋，湿气大，所以古人都有熏香的习惯。现代人住上了高楼大厦，屋子里倒是不会有湿邪了，但却遭遇了雾霾的困扰，空气中到处都是黏滞污浊的邪气，让人身体不适，这个时候大家可以借鉴下古人的智慧，运用芳香的药物来除湿祛邪。本方中佩兰别名"省头草"，是古代常用的香料，具有芳香化湿、醒脾开胃、发表解暑的功效，对各种头晕症都有疗效，尤其在雾霾天使用最为恰当。如果湿邪困脾，口中甜腻、多涎、口臭，单用佩兰煎煮就可以解决。川芎活血化瘀，能缓解头痛。藁本祛风，散寒，除湿，止痛，常治疗风寒感冒，巅顶头痛。生蔓荆子能疏散风热，清利头目。冰片又名龙脑香，也被誉为"龙涎香"，意思是从龙的嘴里流出来的唾液凝聚而成，可治百病。而冰片药用确实有很多功效，古代医家说："冰片，开窍辟邪之药也，性善走窜，启发壅闭，开达诸窍，无往不通，然芳香之气能辟一切邪恶，辛烈之性能散一切风热。"诸药合用，上行高巅，对各种原因尤其是雾霾引发的头晕昏沉、思维呆钝、视物昏花均有显效。

 孕妇慎用。

除湿防病香囊

湿邪是最容易渗透的，它从来不孤军奋战，总是与别的邪气狼狈为奸。湿气遇寒则成为寒湿，这就好比冬天的时候，如果气候干燥，不管怎么冷，人都还是能接受的，但如果湿气重，人就很难受了，感冒、咳嗽等疾病就会接踵而至。南方的冬天比北方的冬天更令人难受，就是因为南方湿气比较重，寒湿袭人。

另外，湿气遇热则成为湿热，这就好比夏天的桑拿天，又热又湿，让人喘不过气来，明显不如烈日当空、气候干燥的时候来得痛快，咽喉炎就很容易由此引发。湿气遇风则成为风湿，祛风很容易，但一旦成了风湿，就往往是慢性疾病，一时半会儿治不好了。

总而言之，在致病的风、寒、暑、湿、燥、火这"六淫邪气"中，湿邪为害最广。湿邪过重，各种疾病都会出现，由于雾霾天气的影响，咽喉、肺部的疾病则更容易发生。那么有什么方法可以防止湿邪驻扎在自己体内呢？很简单，我们只需佩戴一个除湿香囊即可，让它常伴我们左右，即便是再大的湿气，也会慢慢被它消融掉。

给大家说一个很有效的除湿防病香囊吧，对于填充物来说，艾绒是主体，大体装到你做的香囊的一半，黄柏 15 克，桂花 15 克，将这 3 种中药混合捣碎，装入香囊中，然后上下搅动均匀，封好香囊口戴在胸前，大约 10～15 天换一次里面的粉。至于形状，可由自己的心情和喜好决定。

艾绒是艾叶加工而成的，是艾灸治病的重要药材，我们在生活中经常用到或见到。艾叶被誉为百草之王，用它治病养生至今已有数千年的历史，很多人佩戴的香囊中都有它的存在。它能够固阳祛湿，是纯阳的植物，民间有很多用艾灸的方法来治疗风湿病。

黄柏性寒味苦，是常用的除湿药，有清热除湿、泻火解毒、退热除蒸的功效。桂花有散寒破结、化痰止咳的作用，同样可以祛风湿。另外，桂花香气宜人，古时一直是上等贡品。宋之问的《灵隐寺》诗中有"桂子月中落，天香云外飘"的著名诗句，故后人亦称桂花为"天香"。用它来作为香囊的填充物之一，不仅有一定的祛湿功效，还能散发出浓郁的香味，抖擞人们的精神。

用这三味中药填充而成的香囊，能够将祛湿的作用发挥到极致，让湿邪无处可存。当然，没有了湿邪的作祟，其他邪气的气焰也会随之降低，我们的呼吸道、肺部受到雾霾的影响也会变小。同时，将此香囊挂于胸前还很美观大方，何乐而不为呢？

驱蚊防虫香囊

古语说"带个香草袋，不怕五虫灾"。用零碎布料缝制个小袋子，装上天然药草后制成香囊，能够防暑驱蚊虫。植物的芳香会唤起愉悦心情，增强免疫力，还能驱除空气中的有害病菌。传说挂香囊的习俗和华佗有关，针对当时有孩子被虫子侵袭的现象，华佗让夫人制作了几个驱虫药囊，让大人挂在孩子的脖子上，孩子们果真没有再受虫子伤害。从此，挂香囊流传开来。

面对各种蚊虫的骚扰，我们总是防不胜防，特别是家里有小宝宝的，更应当注意，因为孩子的免疫力较低，大都受不了蚊虫的叮咬，甚至会引起严重的疾病。这个时候母亲们最好能够自个动手做一个驱蚊防虫香囊，这个香囊的填充物要选用芳香开窍、健脾和胃、理气止痛成效的中草药。

先去药店买来艾叶、白芷、菖蒲、薄荷、金银花、藿香、苏叶、丁香各

10克，剪（捣）碎后装入纯棉质的布袋里，用线绳把口扎紧，外面再罩上一个外形特别、色彩鲜艳的外套。最好买两份药材，缝制一个大的香囊挂在卧室的床头，同时做一个香包在宝宝外出时随身带着。这样可以随时随地防止宝宝被蚊虫攻击，与此同时，香囊散发出来的香气，还可以清新室内空气，让我们自己也有一个良好的宜居环境。在外出的时候，我们在一定程度上也可以受到保护。

每到夏秋季节，总会有不少妈妈为蚊子袭击宝宝而头疼。去年，邻居家的宝宝也受到蚊子的攻击了，咬的手臂和腿上好几个大包，妈妈也被蚊子偷袭了，真是苦不堪言啊。爸爸要喷洒灭蚊药，妈妈觉得虽然广告上说是无毒无害的，可这毕竟是化学的东西，心里总是不太放心，宝宝和妈妈也不愿意被蚊帐罩着，觉得那样喘不过气来，虽说纯属心理作用，但就是觉得不舒服。

他们问我有什么合适的好方法，我就说了上边的这个香囊，现在情况大有改观。因为把驱蚊防虫香囊挂在脖子上或放进上衣口袋中，所起到的作用就是直接在身体周围形成一个立体的气体空间，并使之充满香囊散发出的复合型香气，像是在孩子的皮肤上形成一层保护膜，防止蚊虫近身。

另外，上边说所的几味中草药都有清热解毒、抗菌消炎的作用，它们大都含有挥发油，对细菌和病毒有不同程度的抑制或杀灭功能。现在的雾霾天气中含有大量的细菌、病毒等有害物质，佩戴此香囊还可以减轻 PM2.5 对我们呼吸道、身体产生的侵害。

总而言之，驱蚊防虫香囊不只驱虫防蚊，还有益于身心健康、减轻呼吸道压力，真是老少皆宜。家里有它，全家都受益！

慢性咽炎可用强效菊花枕

对于慢性咽炎患者来说，长期的咽中阻塞感和咽干、咽痛、咳痰等不适，令人非常难受。其实除了服用药物，还可以选用自制的药枕来宽胸理气，利咽化痰。

现在的生活节奏很快，加上雾霾的影响，患慢性咽炎的人越来越多，当然还有其他的咽喉疾病。但是很多人对这些病证治疗起来总是"三天打鱼，两天晒网"，为什么呢？因为工作太忙，吃中药很麻烦，还总是忘记，当然更别说食疗了，他们更是坚持不了。对于这种"懒人"有懒人的办法，做个中药枕就很不错。

这个方法可以说是"一劳永逸"，当然定期更换里边的中草药是必不可少的。人，有忙有闲，有劳累有轻松，但都得睡觉，睡觉就得枕枕头，这个枕头是我们每天都亲密接触的东西，方法很简单，做好这么一个中药枕，放在床上，每天枕着睡就行。给大家说两个常用的药枕配方吧。

一是菊花枕。取菊花、桑叶、桔梗、薄荷各 20 克，研碎之后装入布袋缝好口，塞入枕头中使用，每 2 周换药 1 次。

菊花清热解毒、抗菌消炎；桔梗辛散苦泄，宣开肺气，祛痰，无论寒热皆可应用。桑叶能够疏散风热、清肺润燥、平抑肝阳、清肝明目、凉血止血；薄荷可疏风散热，清头目，利咽喉，透疹，解郁。将它们混合做成的"菊花枕"有清热利咽的功效，对头晕、头痛、耳鸣目眩等具调治作用，同时对肝火亢盛引发的夜间烦躁难眠也有帮助。

二是合欢枕。取合欢花、香附、旋覆花、荷叶各 20 克，研碎之后放入布袋缝好口，塞入枕头中使用即可，每 2 周换药 1 次。

合欢花安神解郁，理气和胃，清肝明目，治咽喉疼痛；香附疏肝解郁、调经止痛、理气调中；旋覆花平喘镇咳，还有抗菌作用；荷叶有降血脂的作用。总的来说，这个合欢枕有安神利咽的功效，适合中老年人使用。

中医认为，头为诸阳之会、精明之府，气血皆上聚于头部，头与全身经络腧穴紧密相连。使用药枕可以使药物直接作用于头部，从而治病祛邪，平衡气血，调节阴阳。药理研究证明，某些芳香性药物的挥发成分有祛痰定惊、开窍醒脑、扩张周围血管的作用。药枕充分发挥了药物治疗、经络调节和生物全息疗法的综合优点，从而起到激发经气、疏通气血、开窍醒目等作用，达到调整脏腑、协调气血等整体调治。

古代著名医学家孙思邈早有"闻香祛病"的理论，其终生使用药枕，享年102 岁。南宋爱国主义诗人陆游一生酷爱药枕，活了 85 岁，还为药枕留下了大量诗篇。他在《剑甫诗稿》中写道：昔年二十时，尚作菊枕诗。采菊缝枕囊，余香满室生。八十零，犹抱桑荷眠。榕下抚青笛，意气白发春。

由此可见，中药枕的使用已经有悠久的历史，它的功效也是经过了时间的考验的。现代的环境远不及古时候，我们的呼吸系统面临着更大的考验，鉴于此，我们更应该选择一个合适的中药枕，来为我们的健康护航。

宫廷避瘟丹原来就是家中的"空气芳香净化器"

使用方法　　　选大黄 20 克、苍术 20 克、白芷 15 克、山柰 3 克，诸药碾碎并以清水调和，捻成黄豆大小的药丸，然后放置在阳台处。（也可按药物比例增加药量，一次制作数个，保存备用）

使用范围　　　雾霾天身体虚弱乏力、不思饮食、鼻塞不痛、心烦意躁、抵抗力下降。

使用诀窍　　　使用时将制作好的干燥药丸用火点燃，然后置于香炉中（或以开口的陶瓷容器代替）焚烧。香丸焚烧后烟气会从炉盖的孔洞中缓缓飘出，此时大家可以打开鼻翼，在犹如"佛国仙境"的环境下尽情呼吸。

功效解析　　　古人有熏香的习惯，历史学家说这是源于古代人的宗教信仰，因为在科学不发达的上古时期，人们对自然界很多现象感到神秘莫测，特别是对疾病和死亡的恐惧，而熏香可以帮助人们驱邪避疫、祛病强身、怡性通神。关于熏香的历史，据说始于三国两晋并一直延续到清末民初，大约有一千五百多年。除了朝廷举行各种仪式要用，人们日常生活的方方面面也离不开焚香。

　　古代人离不开熏香，并不是有多喜欢香料所散发的香气，其关键作用是因为香料本身具有很多药用价值。关于这一点，电视剧《甄嬛传》中就有表现，比如剧中安陵容怀孕时有流产迹象，太医在她的药里加了艾叶，同时在房间里熏艾，从而起到安胎的作用（注：是在药里加了艾叶来安胎，不是用艾叶来安胎，请勿效仿）。这在中医中叫"香薰法"，通过焚烧具有芳香特性及特殊治愈能力的药物，经由嗅觉器官和皮肤的吸收到达神经系统和血液循环，从而起到治疗和预防疾病的目的。

有芳香气味的药物是可以驱除污秽的，对目前环境来说，雾霾天就是我们生活中最大的"邪气"，而这个宫廷避瘟丹就是古代皇家用来驱除空气邪气及身体邪气的御用香丹。方中大黄本是泄下药，因焚烧后其味辛香，也常作为香料使用。根据现在药理研究，大黄主要有抗菌、抗炎作用，所含的大黄酸、大黄素、芦荟大黄素等能杀死或抑制多种细菌；苍术为芳香化湿的中药，闻其味能燥湿健脾，祛风散寒。《本草正义》说苍术："气味雄厚，较白术愈猛，能彻上彻下，燥湿而宣化痰饮，芳香辟秽，胜四时不正之气；故时疫之病多用之，最能驱除秽浊恶气……"，是雾霾天最好的选择；白芷辛温，能解表散寒，祛风止痛，还能宣通鼻窍，对于缓解雾霾天鼻塞不通、鼻渊头痛效果不错；山柰能温中化湿，暖人心脾，最主要的是具理气的作用。人的心情受环境影响很大，而灰蒙蒙的天总让人感到压抑郁闷，而山柰就可以帮你舒畅心情。

此方为何叫"避瘟丹"？其实，就是因为具有帮助人们增强体质、预防疾病的作用。芳香的药物经过熏焚，其挥发油能"上行头目，下抵肠胃，中达肢体，遍通肌肤以至毛窍"，将植物的药性贯通全身，起到治病预病的效果。雾霾天，哪里都是污浊的空气，而这颗宫廷避瘟丹可以帮你雾化居室，抗菌杀毒，保护呼吸道，是最好不过的"空气芳香净化器"。

 焚香时应避免使用木质易燃容器，防止火灾。大家可以专门购买一只小香炉，价格并不昂贵。此外，若家中有人对其香味过敏，也最好不要使用。

呵护孩子的防霾利器香药兜

使用方法　　荜茇15克，干姜15克，甘松10克，山柰10克，细辛10克，吴茱萸10克，肉桂10克，白芷10克，大茴香6克，艾叶30克。以上诸药共研粗末，装入缝制好的药兜内，兜护于孩子的胃脘部。每疗程10天，共3个疗程。

使用范围　　主治脾胃虚寒引起的反复感冒，往往伴有纳呆腹胀、脘腹痛而喜温喜按、口淡不渴、四肢不温、大便稀溏、或四肢浮肿、畏寒喜暖、夜间尿床等。

使用诀窍　　小孩子白天活力大不宜用药，所以此方的用药时间为晚上入睡后。若家长嫌单做药兜麻烦，可以直接购买小肚兜，将打碎后的香料置于肚兜夹层，护住孩子的胃脘部位，既可当睡衣，又可当盛药容器，十分方便。

功效解析　　雾霾天不但把我们的肺脏变成了"吸尘器"，还把我们的脾胃变成了"垃圾桶"。为什么这样说呢？在中医五行中，脾胃属于土，肺属金，而土生金，所以脾和肺是一对母子关系。俗话说母子连心，肺脏所遭受的寒邪很容易传导给脾胃，导致脾胃受邪，出现寒性腹泻、胃脘痛等疾病。再说小孩子的脾胃本身就十分娇嫩，体抗力也不像成年人强大。很多小孩只要一出现感冒咳嗽，紧跟着就腹痛、拉稀，上下不宁，就是因为这个原因。

如果孩子有比较严重的发烧、咳嗽，我们可以稍微用一点口服药，若只是单纯的因寒邪克于脾胃，出现饮食不佳、寒疝腹痛，那就犯不着给孩子灌药。这个时候大家可以采用一个传统且实用的治疗方法，给孩子制作一个香药兜。根据"寒则热之"的治疗原则，此方中的香料多是辛温散寒药物，其中荜茇、干姜其性辛热，药力强劲为君药，功能温中散寒，下气止痛，主治脘腹冷痛、脐下结痛。甘松、山柰、大茴香则归脾胃经，具有理气止痛、醒脾健胃的功效，主治脘腹胀痛、不思饮食。细辛为解表散寒、祛风止痛的要药，既能外散风寒，又能内祛阴寒。肉桂性大热，能补火助阳，温通全身经脉。白芷、吴茱萸是常用香料，能散寒止痛，降逆止呕，助阳止泻。艾叶香味浓郁，中医很多治疗手段都离不开它，比如拔罐时以艾草为燃料、药灸时以艾条为工具。《本草纲目》中说它"温中，逐冷，除湿"，能散寒止痛，温经止血。

将这些芳香药物研成粗末，兜于腹部能治疗和缓解虚寒型的各种脾胃病，而且腹部有许多人体重要穴位，如中脘穴、神阙穴、关元穴、天枢穴等，香兜之药味渗透诸穴，调动经络，还可以维护机体内环境的协调平衡，增强体质，提高抵抗力。

古人有"浓熏绣被"，用香料熏蒸棉被、手绢等衣物，我们何不也学学古人的智慧，将药物制作成贴身肚兜，护住儿童脾胃，从而达到驱虫、防病、增体香的目的。

 温馨提醒　　本方适用于因天气变冷、感寒、食冷品而引发的虚寒证，身体健壮者及内有实热者不宜使用。

预防小儿呼吸道感染的贴心香囊

使用方法　　苍术2克，石菖蒲2克，川藁本2克，山柰2克，甘松2克，樟脑2克，冰片2克。研为粗末，装入香囊内缝好，佩于胸前，7~10天换药一次。

使用范围 　　预防小儿呼吸道感染。

 使用诀窍 　　佩戴前可置于微波炉中加热1分钟，将药性尽量挥发出来。

 功效解析 　　雾霾袭来，做父母最担心的就是孩子呼吸道感染，感冒、咳嗽、流鼻涕。病了就得往医院送，输液、打针、吃药。身体上遭点罪也就算了，关键是有些药物使用后对孩子生长发育还存在影响，如造成抵抗力下降，耐药性增强等。中医有句话叫"上医不治已病治未病"，意思是说厉害的大夫不治已经发生的疾病，而是未病先防，预防疾病的出现。生活中家长们也可以做自己孩子的"上医"，通过某种预防手段，让孩子远离呼吸道感染。

　　而这个办法就是为孩子做个贴心香囊。香囊大家都不陌生，佩戴香囊是我国古代沿袭至今的习俗，"榴花角黎斗时新，今日谁家酒不樽。堪笑江湖阻风客，却随蒿叶上珠门。"这首古诗描述的就是人们欢度端午佳节时，除了吃粽子、插艾叶以外，还要给孩子们带上香囊。有人说，那香囊不就是现代的香水吗？你若这样想，那就太小看古人的智慧了。古人佩戴的香囊不单闻起来沁人心脾，还有治病、驱虫、保健的作用，比如加入吸汗的蚌粉可以防止孩子出湿疹；加入辟虫的雄黄粉，可以防止孩子蚊虫叮咬。而今天所讲的香囊加入辛温散寒、通鼻宣肺的中草药则可以起到预防小儿呼吸道感染的作用。

　　方中苍术、石菖蒲，芳香化湿，祛风散寒，主治湿困脾胃，倦怠嗜卧。厌食是小儿疾病初起的典型表现，因为此时体内正气与邪气正在做顽强斗争，故厌食乏力。而苍术、菖蒲之香可以醒脾开胃，脾胃位于中焦，"得中原者得天下"，脾胃健正气就足，自然身体抵抗力就上升。藁本可以祛风散寒，常用于治疗风寒感冒，缓解巅顶疼痛，药理研究有镇静、镇痛、解热和抗炎等多重作用。山柰、甘松其性辛温，能理气止痛，散中焦脾胃之寒，也具有扶脾顺气、开胃消食的功效。樟脑除了散寒，还有非常重要的驱虫之功，加入樟脑可以帮孩子远离蚊虫，创造干净的生活环境。冰片虽然性凉，但是芳香之气善通诸窍，可以开窍醒神，让人精神振奋。将这些药物合在一起，制成香囊挂在孩子的胸前，时时嗅吸药物挥发出来的香气，就可以辟秽除浊，既可防蚊虫叮咬，又可预防呼吸道感染。

 温馨提醒　不可内服，若孩子对香味过敏，则应停止使用。

预防脑中风有活血香帽

 使用方法　吴茱萸10克，羌活10克，白芷10克，钩藤10克，川芎10克，桂枝10克，藁本6克，细辛5克。诸药共为细末，制成棉帽套，套在老人头上，15~20天换药1次。

 使用范围　适用于患有心脑血管疾病的老年人。

功效解析　秋冬季节是老年人心血管疾病的高发期，对于本身患有高血压的老年人，佩戴一顶能够起到保温效果的帽子非常必要。头在中医上为"诸阳之会"，是身体阳气的集聚地。头部的皮肤又比较薄，血管和毛发既多又粗，如果保暖工作做不好，那身体就像是打开瓶盖的热水壶，热气呼呼地往外散，这耗散的都是身体的正气。对心脑血管病人来说，如果头部遭受寒气侵袭，难免会造成脑血管收缩，轻则感到头昏、头痛，重则会发生脑中风。

以保暖为前提，在帽子中加入治病防病的芳香草药，就可以起到事半功倍的效果。方中吴茱萸、羌活、白芷、桂枝、藁本、细辛都是辛温的散寒解表药，能祛风止痛，抵御寒邪。钩藤、川芎则是常用的行气活血药，能活血祛瘀、行气开郁、祛风止痛。雾霾天气压大，空气中含氧量低，再者PM2.5污染物含量高，人们常常会感到胸闷，容易造成血管痉挛，血压波动，导致脑部缺血缺氧甚至中风。此时用钩藤、川芎可以起到扩张血管、降低血压、增强脑血流量的作用，有效防治脑中风。

　　将具有某种治疗作用的香料制作成帽子，随时随地戴在头上，这在古代属于香冠法。前边说过，头部的皮肤薄，血管丰富，而且毛孔也多，香冠法通过将药物芳香之气直接渗透头部诸穴，发挥药效，比其他用药方式好用多了。

 　　制作的帽子不要太紧，更不要太重，避免压迫头部血管。

助眠枕助您好梦连连

 　　竹茹 30 克，决明子 30 克，菊花 30 克，桑叶 30 克，薄荷 30 克，侧柏叶 30 克，白芷 30 克，川芎 30 克，荆芥 30 克，丹皮 30 克。诸药碾为粗末装入枕芯，晚上睡觉的时候做枕头用。

 　　雾霾天心烦易躁、咽喉肿痛、鼻塞流涕、难以入睡者。

 　　很多人看着灰蒙蒙的天空，吸着脏兮兮的空气，心中不痛快，憋了一肚子闷气，晚上心烦意乱睡不着觉。糟糕的外界环境影响睡眠，这是因为肺与心关系密切。中医认为，肺藏魄，魄属神气活动，与睡眠规律相应，发于心而肺受之。心神和魂魄各归其脏，各安其职，晚上保持安静状态，才能有效睡眠。如果白天心情不畅，就会郁而化火，人的魂魄就像是放置在火炉上炙烤，自然心烦意乱、咽喉肿痛睡不着觉。

　　此方中的竹茹性微寒、味甘，有淡淡的清香，善于清热化痰。决明子、菊花清肝明目，能降血压、降血脂，缓解目赤肿痛。桑叶疏散风热，清肺润燥。薄荷、荆芥性凉，气味都带有几分清爽，能清利头目，利咽透疹。侧柏叶可凉血止血，《医林纂要》描述它能"泄肺逆，泻心火，平肝热，清血分之热"。用它可以解热除烦。白芷是常用的香料，芳香通窍，鼻子舒畅了，睡意就增加几分。川芎活血，丹皮养血，而血养神，血足则神安，两者共用可以安抚魂魄，有助睡眠。

 体质虚弱、寒性体质者慎用。

三香加湿液让你少去呼吸科

 制作前先准备一个空气加湿器。选用云木香 50 克、檀香 24 克、沉香 3 克、苍术 100 克，诸药以水煎液，倒入加湿器中，打开电源开关即可。这个方子中因为有云木香、檀香、沉香，因此名曰三香加湿液。

 预防冬天多发的呼吸系统疾病。

功效解析 冬天除了气温较低，还有一个特点就是异常干燥。再加上现在家家户户都装了空调、暖气，空气中的仅存的水分遇热蒸发，室内空气的湿度就更加岌岌可危了。很多人常常在空调屋里待一两个小时就会觉得口干舌燥，呼吸道不舒服。这是因为，我们鼻腔内呼吸道、肺部连同网状肺泡都是由支状纤毛的黏膜覆盖的，当空气湿度低于 40% 时，纤毛的运动会变得十分缓慢，灰尘特别容易附着在黏膜上（特别是现在雾霾天，空气中灰尘含量增加），从而刺激喉部让人感到不舒服，出现咳嗽、发炎症状。

空气湿度过低，太过干燥，会使呼吸系统的抵抗力下降，极易诱发和加重呼吸道疾病。所以，家中常备一个空气加湿器是很有必要的。不过，普通人用加湿器用的原料都是纯净水。而本文推荐的方法，则是用煎好的药液代替纯净水。方中云木香、檀香、沉香、苍术，这些都是古代常用的香料，云木香具有健胃消胀、调气解郁的功效，善于调气，闻之让人心情舒畅。檀香在古代可是比黄金还要金贵，王公贵族的家具都是由檀香木雕刻而成，满屋子都是淡淡香味，不但能驱虫蚁，据说还可以辟邪，用现在时髦的话就是"高端大气上档次"。其实，这主要是由于檀香具有镇静、安神、抗炎、杀菌的作用。沉香辛温，能降气温中，暖肾纳气，提高身体正气，增强免疫力。苍术芳香化湿，祛风散寒，陶弘景赞它能"除恶气"。

古代有香薰疗法，就是将具有芳香气味且容易燃烧的药物制成烟熏剂，点燃熏其居室。不过，很多人并不喜欢满屋子的烟雾缭绕，这时我们不妨"承古拓今"，将此方改良，充分利用现代科技发明——加湿器，将药性随着水液挥发温和地进入我们的呼吸道，从而起到预防呼吸系统疾病的效果，让全家远离疾病。

 使用时密闭门窗，使药气弥漫。若使用过程中家人出现过敏反应，应立即停止使用，并开窗通风。

神秘的肌肤润泽香浴液

 甘松 20 克，荆芥 20 克，白檀香 20 克，木香 20 克。将四味药打碎，制成基础药粉，用纱布包裹起来，然后加入 2000 毫升的水，煮沸后将药水倒入浴缸或浴桶中，再加入适量热水，并将熬后的药包也扔进去，待水温至 40℃~50℃即可泡浴。

皮肤干燥、身疲乏力、肌肤污浊人群。

 药浴是中医常用的外治法之一，其历史源远流长，早在三千多年前的商殷时期，宫廷中就盛行用药物进行沐浴。它是在中医理论的指导下，选配适当的中草药，利用经煮沸后产生的蒸汽熏蒸，或药物煎汤取液进行全身或局部洗浴，以达到防治疾病的目的。所以说药浴用药和内服药一样，也需要遵循处方原则，辨病辨证选药，这样才能达到强身治病效果。

寒冬季节气候干燥，皮肤常常因缺少水液滋养而皲裂起皮，干燥发痒，而且因为雾霾天的污浊之邪耗损人体津液，还会使人感觉身疲乏力，肌肤污浊不爽。这个时候不妨选用甘松、荆芥、白檀香、木香，这些气味芳香、安神爽身、调理肌肤的药材给自己泡个热水澡。甘松芳香行散，能理气止痛、开郁醒神，还可以收湿拔毒，洗涤肌肤毛孔，去除污秽。荆芥解表散风，它有一个很重要的作用就是能把人体的毛孔打开，将困于肌表的各种邪气外散出去。白檀香可以消炎去肿，调理肤质，常用可延缓衰老，滋润肌肤。木香能行气止痛，调中导滞。促进身体气血运行，防止邪气在身体内部停滞，引发疾病。再者身体气血通畅了，浑身也就觉得舒坦了。

用这四味药泡澡不但可滋润肌肤，振奋气机，还能健身延年，美容护肤，非常适合女性朋友。而且泡久了，身体还会散发淡淡的体香，保准你在污浊的空气中成为一株出淤泥而不染的淡雅"莲花"。

 泡浴时间半小时为宜。药浴最好在睡前两小时进行，有行气活血作用。泡浴之后一定要喝一杯温水。体质特别弱的人，建议喝一杯麦片、豆浆或牛奶，能起到补中益气的作用。出浴时及时用浴巾包裹身体，以免受凉。孕妇及患有严重心脏病的老人不适宜药浴。同时，计划要宝宝的准爸爸也不宜长时间泡澡，15分钟之内为宜。

通窍熏鼻液巧治过敏性鼻炎

 治疗方法　　取辛夷15克，苍耳子15克，细辛15克，薄荷15克，玄参20克，甘草10克，加水500毫升煎沸。然后找一个保温的杯子，鼻子贴近杯口，以水蒸气熏洗鼻腔，直至药液变凉。1剂药可以煎用4次，5剂为1个疗程，连用2~4个疗程，此名通窍熏鼻液。

使用范围　　过敏性鼻炎患者。

功效解析　　鼻塞鼻痒、打喷嚏、流清涕，这些都是过敏性鼻炎的典型表现。鼻为肺之窍，过敏性鼻炎的症状虽然表现在鼻上，但是问题却是出在肺脏上。肺是人体的娇脏，怕热怕冷，非常娇弱。严冬季节，风寒邪气最易侵犯较弱的肺脏，导致打喷嚏、流清涕，鼻塞不通。这个时候我们就可以用一些散风寒、通鼻窍、强肺气的药物。

方中辛夷辛温，归肺经，辛能发散通鼻窍，温能通阳散风寒，常用于治疗风寒头痛、鼻塞不通。苍耳子具有散风除湿、通窍止痛的功能，主入肺经，不但能祛风寒之邪，还能缓解因鼻塞不通导致的头目疼痛。苍耳子、辛夷均为治过敏性鼻炎的要药，两味同用并走于上，能使宣肺通窍之力倍增。细辛则温经散寒，祛风止痛，通窍化饮。薄荷清香升散，有疏风散热、清利头目作用。玄参是一味滋养肺阴的药物，能固肺气，补肺阴。甘草味甘甜，性平和，能益气补中，润肺止咳。而且还善于调和药性，增强诸药的药性。

熏蒸法是利用中药煮沸后产生的雾气进行熏蒸，借药的热力直接作用于患部（此方中直接作用于鼻腔），从而达到治病效果的一种治疗方法。通过药物熏蒸的热疗作用，有助于改善鼻腔血液循环，促进炎性渗出物吸收，减轻炎症反应，从而缓解鼻炎常有的充血、鼻塞、流清水涕等症状，对过敏性鼻炎有较好的治疗效果。如果大家受不了难喝的中药，那熏鼻法就不失为一种简便有效的治疗方法。

温馨提醒 苍耳子、细辛易引起不良反应，所以煎煮后的药液切勿自行服用。

感冒鼻塞闻通窍香末

治疗方法 薄荷3克，菊花3克，川芎3克，白芷3克，鹅不食草0.9克，青黛0.9克，冰片0.6克。诸药共研细末，取少量吸入鼻腔，闻吸香气，由于此方一闻即使鼻窍通透，因此名曰通窍香末。

使用范围 因风热感冒而鼻塞不通者。

功效解析 鼻孔为人体的"七窍"之一。什么是窍，窍就是洞的意思，是人体内部与外界进行交换的通道，如果通道变窄了或是堵塞了，那人呼吸就会不顺畅。鼻塞不通其单纯的原因是风热感冒，因为风热感冒时，鼻腔黏膜因炎症而充血水肿，进而产生大量的分泌物堵塞鼻腔。所以，风热感冒者常常是一把鼻涕一把泪，浓稠的鼻液填充鼻腔导致呼吸困难。

而中药中有一类药物属于芳香通窍药，其中比较常见的就是薄荷、白芷、冰片、鹅不食草。薄荷辛、凉，能疏散风热，清利头目。现代药理研究显示，薄荷所含的薄荷脑有很强的杀菌作用，能消炎消肿。白芷宣肺通鼻窍，消肿排脓。名医李杲说它：

"其气芳香，能通九窍……"冰片又称龙脑，其香为百药之冠，性善走窜开窍，无往不达，芳香之气，能辟一切邪恶。鹅不食草通鼻气，利九窍，其性升散，能通肺经。菊花是常用的清热药，性甘、微寒，具有疏散风热、消炎去肿的作用。川芎行气活血，有助于疏散郁积在鼻腔黏膜的血液。青黛性寒，是从咱们常喝的板蓝根这种植物中提取出来的精华物质，能清热解毒，凉血止血。

这个办法，其一是借助芳香通窍的药物疏通鼻腔，其二是借助辛凉解表的药物疏散风热，可谓是一举两得，标本兼治，而且直接在鼻腔处用药，效果事半功倍。

 方中冰片辛香走窜，易动胎伤胎，所以孕妇慎用。

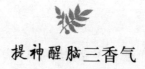

提神醒脑三香气

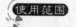 选薄荷 3 克，白芷 10 克，木香 10 克，将所有药材放入药罐煎熬，熬成后用保温杯装盛，将鼻子凑到杯口，让药的热气徐徐熏蒸鼻腔。每次 10 ~ 15 分钟即可。每剂药可连续熬 3 ~ 5 次。如果您尝试一下，会发现一闻这种热气，马上就会感觉香气透过鼻腔直达脑府，因此此方名曰三香气。

使用范围　头脑昏沉、神疲乏力、精神不振、昏昏欲睡之人。

功效解析　雾霾一来，一切都显得萧条沉闷，人也跟着打不起精神，脑袋昏沉沉。大脑对人体来说非常重要，主宰着人体的思维意识，就像是电脑的 CPU，是一个人的核心"硬件"。中医说"头为精明之府"，精明的意思是说人的脑袋里藏着智慧，要干净明亮，不要弄脏了，所以当我们描述一个人愚笨的时候，下意识会说他脑袋里跟装了糨糊一样。

俗话说"近朱者赤"，就现在雾霾环境来看，脑袋想精明一点实在不是一件容易的事，因为我们本身就生活在混沌的空气之中。不过，人在瞌睡的时候涂抹芳香清凉的"清凉油"可以让人精神一振，瞬间头脑清醒。中医认为具有芳香气味的植物大多具有辛散之功，能发散身体的污浊之邪，污秽的东西打扫干净了，脏器就回归到了本来的功能。因此在具体治疗上，我们可以借助于芳香之气的药物来通窍开脑。方中薄荷性凉，具有芳香怡人的清凉之气，含有大量挥发油，能振奋精神、清利头目，帮助头脑昏沉者醒脑醒神。白芷、木香都是芳香通窍的香料，其药用价值都可以开窍醒神，振奋精神。所以，如果雾霾天大家脑袋也被雾霾笼罩，混沌不开，不妨就用这个熏鼻法醒醒脑吧。

 熏蒸鼻腔时，不要猛吸水蒸气，以免灼伤鼻黏膜。

居室杀妻除菌可用艾叶熏

 此疗法采用烟熏法，以艾叶熏其住所，按照每平方米0.5克的量来准备艾叶，并集中在一铁质容器中，先取少量点燃，然后再将其余大量艾叶盖在火苗上，使其浓烟慢慢弥漫房间。每周一次。

 此法适用于居所、办公室、教室防病的空气消毒。

 艾叶预防瘟疫已有几千年的历史，民间自古就有"清明插柳，端午插艾"的俗语。在端午节来临之际，家家都要洒扫庭除，并以艾条插于门楣，悬于堂中。为什么端午节要插艾条，而不是插其他植物呢？这是因为艾条具有扶正祛邪、芳香辟秽的效果。

端午节在古人心目中是瘟疫容易流行的时节，因为这个时候正值夏季，天气燥热，蛇虫毒蚊较多，古代居住环境不像现在这样干净整洁，所以瘟疫常常在这个时候流行，而艾叶所产生的奇特芳香，可驱蚊蝇、虫蚁，净化空气，而且还有理气血、暖子宫、祛寒湿的保健功效，帮助人们增强正气。

现代中药药理研究发现，艾叶香气浓郁，主要成分为挥发油。其中30%为桉油素，另外还有蒿醇、樟脑、芳樟醇等。对流感病毒、腺病毒、金黄色葡萄球菌、甲型链球菌、肺炎球菌、伤寒杆菌、白喉杆菌、福氏痢疾杆菌及真菌等多种病毒、细菌均有抑制作用。所以，在细菌、病毒容易滋生的春夏季节，大家可以采用烟熏法，用艾叶熏蒸居室，进而杀灭空气中的病菌，从而达到防病的目的。

 烟熏时注意关闭门窗，同时也应注意勿引起火灾。如果家中有人对艾叶味道感觉不适，可暂行离开，待烟味散尽后再进入房间。

鼻塞流涕的秘方是姜汤蒸汽

 取生姜片15克煎汁，趁热倒进保温杯。然后将鼻孔对着杯口，吸入从杯口冒出的姜汤蒸汽。一日3~5次，一般1~2次后就能感觉鼻塞、流鼻涕的症状减轻，轻者次日即愈。

 感冒后鼻塞、流鼻涕。

 生姜是常用的调味品，同时也是中医治疗感冒常用的解表药。生姜性温味辛，能宣通鼻窍，祛风散寒。人们在淋雨、涉水受寒后，喝一碗热腾腾的姜汤，可以顿觉身体暖呼呼的。现代药理研究发现，生姜还具有杀菌解毒、消肿止痛作用，能有效治疗感冒。通过姜汤散发的蒸汽给药可以直接作用于鼻腔黏膜，直达患处，效果非常不错。

 温馨提醒　　操作时注意茶杯与鼻孔的距离，以自己能忍受为度，避免吸入过猛，灼伤鼻腔黏膜。

过敏人群用冬花加湿液

 治疗方法　　取款冬花5克，鹅管石2克，生百部2克，艾叶5克，研为粗末，用纱布包裹后以水煎液，然后倒入加湿器中代清水使用。此方以款冬花为君药，所以美名曰冬花加湿液。

 使用范围　　皮肤干燥、瘙痒、过敏人群。

 功效解析　　雾霾来袭可谓是防不胜防，有时候你护住了鼻子，却护不住脸蛋、肌肤。雾霾空气中常常含有许多化学尘埃、花粉及螨虫等有害物质，而对这些物质过敏的人群，皮肤往往会发红、起疹，瘙痒难耐。西医治疗皮肤过敏，都是在过敏部位涂一些激素类软膏，但是患病部位的病菌杀死了，空气里的病菌还会源源不断地侵袭皮肤，治标不治本，而且长期大量使用激素还会产生依赖性和副反应。

　　这个时候最好的办法就是清除滋生细菌的温床，给身边的空气消消毒、杀杀菌。古代医家说："香者，天地之正气也，故能辟恶而杀毒。疫症源于秽气，预防疫症需扶正祛邪、芳香辟秽。"

用一些芳香药物熏其肌肤或居室，可以祛除晦邪、预防时疫、杀虫除痒、活络除痛。此方中生百部和艾叶都是杀虫除菌要药，深得老百姓信赖，古代端午时节驱除时疫各家各户都要喝雄黄酒、插艾条。款冬花和鹅管石都是辛温润肺的药物，祛风散寒、止咳化痰，加这两味药还可以预防感冒。皮肤是人体最大的器官，药物离子作用于全身皮肤、腧穴后，能迅速调整人体脏腑气血和免疫功能，达到改善全身生理功能、治愈疾病等作用。

 使用时尽量将加湿器的喷雾口对准身体肌肤。

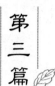

第三篇

清嗓护肺宫廷金效验方

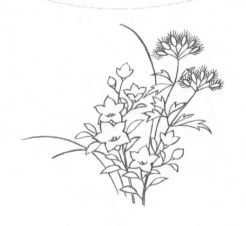

道光九年皇后方

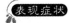 **表现症状**　　怕冷恶寒、周身关节肌肉酸痛、咽喉干痛、鼻塞咳嗽、尿黄口渴、大便干燥，严重者高热寒战。

 宫廷御方　　葛根5克、麦冬5克、桑皮5克，藿香3克。沸水煎煮，一日2剂。

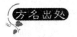 **方名出处**　　此方道光九年，皇后内热外感，御医所开的处方。

 功效解析　　寒和热是辨别疾病的两个纲领，它们虽然本质不同，但由于病情的复杂性，寒与热常常相互错杂。在北方地区常常会出现这样一种流感，症状既表现有恶寒、咳嗽、鼻塞、体痛的表寒现象，又表现为口渴、尿黄、大便干燥、咽喉干痛的内热现象，患者就像是在经历"冰火两重天"，体外怕冷体内热，这种症状表现在老百姓口中叫做"寒包热"。

《类证治裁》中记载："寒包热，热郁肺俞，遇秋冬寒凉辄发咳。"寒包热其实就是肺有郁热又复感外寒所致的一类病证。肺中有热要清，体表有寒要解，所以针对这种病情，治疗时既要清肺热又要解表寒。

葛根辛、甘，具有清热降火的功效，还可解肌发汗，升举阳气。葛根鼓舞机体正气上升，津液布行，能御表寒。而且葛根有止痛效果，对"寒包热"感冒出现的周身肌肉酸痛有很好的效果。麦冬苦寒入肺经，滋阴降火而不伤正气，能润肺止咳。

桑皮是桑树的树皮，桑树全身是宝，其树皮味甘、微苦，归肺、脾经，主治肺热喘咳，尤善泻肺火而平喘咳。

藿香其味芳香，发散解表的功效最强，《本草再新》总结藿香的功效为：解表散邪，利湿除风，清热止渴。每一种效果对治疗体寒内热型感冒都非常适用。

疾病病情虚虚实实，错综复杂，寒热间并不是水火不相容，常常同时出现，或表寒里热，或里寒表热。表寒里热者除恶寒发热外，还表现为无汗头痛、气喘、烦躁、口渴，大家一定要分清自己的证型再用药，这样才不会走冤枉路。

相传盛唐年间，某山脚下住着一对夫妻，男称付郎，女叫畲女，男读女耕，十年寒窗，付郎高中进士，进了长安城便乐不思蜀，见长安城里富家女子个个艳若牡丹，丰盈美丽，而妻子长相一般，瘦弱不堪，于是心中便想休掉畲女。

付郎托乡人带信回家，畲女打开只见两句诗"缘似落花如流水，驿道春风是牡丹"，畲女明白付郎要将自己抛弃，终日茶饭不思，以泪洗面，更是容颜憔悴。山神得知后，怜爱善良苦命的畲女，梦中指引畲女每日到山上挖食葛根，不久，畲女竟脱胎换骨，变得丰盈美丽，光彩照人。付郎托走乡人后，思来想去：患难之妻，怎能抛弃?! 于是快马加鞭，赶回故里，发现妻子变得异常美丽，更加大喜过望，夫妻团圆，共享荣华。从此畲族女子便有了吃食葛根的习俗，而且个个胸臀丰满，体态苗条，肤色白皙。

还有一个故事是说古时湘西某土司的女儿与一个汉族小伙子相爱。由于双方父母坚决反对，这对恋人相约遁入深山老林之中。入山不久，小伙子身染重疴，神志不清，面色赤红，疙瘩遍身。姑娘急得失声痛哭，哭声惊动了一个仙须鹤发的道士，马上给小伙子服用一种仙草根，旬余即愈。后来他们知道，这种仙草叫葛根。遂长期服食，两人都身轻体健、皮肤细腻、容颜不老，双双活过百岁，被人传为美谈。

两个传说虽然故事都不相同，但所提葛根均有使人皮肤细腻、容颜不老、健康长寿的作用。所以，在南方葛根产地有吃野葛根的习俗。

禁忌证 喷嚏不停、鼻流清涕、恶寒等风寒感冒者不适用。

宫廷五味参果饮

表现症状 恶寒发热、头痛咳嗽之余，伴有口淡不渴、痰多清稀、面色无华、四肢发冷的寒证表现。

宫廷御方 党参3克，五味子3克，红枣肉2个去核，鲜青果3个。水煎服，一日两剂。

名方出处 此方为清代宫廷常用验方。

功效解析 身体的阳气与肾、脾两脏关系最为密切。肾为先天之本，肾阳是一身阳气的根本。而脾脏是后天之本，脾运化我们日常进食的水谷精微物质，才能为身体提供源源不断的阳气。所以我们说一个人阳气不足，一般都以脾肾之阳虚为主。而脾和肾功能的健全与否直接影响着身体内部的水液运行。肾为水脏，对全身津液输布起主宰作用，肾阳不足则水液的输布运行就会缓慢，甚至出现停滞，凝聚成痰。而脾主健运，是水液运行的中间环节，若脾虚健运失职，则水湿也易停滞，瘀而成痰，所以有"脾为生痰之源"的说法。

所以，体虚寒痰者大多都是由脾肾虚寒引起痰湿内聚后又复感外寒，造成痰质清稀色白，四肢发冷困乏，头痛咳嗽鼻塞。此时，温补阳气是本，化痰止咳是标。

党参一直以来都是常用的补药，补中益气的功力虽不及人参，但因为价格亲民，常作为人参的替代品。其实在明清以前，人们所称的人参就是现在的党参。中国古代的人参以产于上党郡紫团山的最为有名，故称党参。明清以后，产于东北的人参大量进入关内，以其产量多、药性强而取代了党参。所以，明以后医家才对人参和党参进行了明确的区分。党参味甘性平，质润气和。具有健脾补肺、益气养血的功效。对于中气不足，脾胃虚弱者进补非常有效。

中药五味子五味全占了个遍，所以在中药界是个多面手，样样精通，最早列于《神农本草经》的上品。很早以前，王公贵族和中药名师们都开始以它作为强身壮体的妙品。现代营养学分析，五味子含有丰富的有机酸、维生素、类黄酮、植物固醇及有强效复原作用的木酚素，是兼具精、气、神三大补益作用的少数药材之一。

红枣肉性温，味甘，甘能补中，温能益气，可补脾益气，养血安神，也是常用的温阳药物之一。

青果在此方中是治标的药物，青果能润肺止咳，祛除表证，解毒利咽。

美丽传说

据说古时候有一个姓高的大财主，开着一个名叫"济世堂"的中药铺，专卖假药坑害百姓。当地有户贫苦的青年，名叫张郎。他的母亲就是因为吃了"济世堂"的假药死的。后来与他相依为命的父亲也患了重疾，不得已又到"济世堂"抓药吃，不想病却越发沉重。原来，医生在处方上开的"党参"被抓药时用别的草根代替了。张郎看出卖的药不可靠，就决定自己上山去找党参。

于是，张郎背着背篓和挖锄，独自进入深山寻找。连找几天，张郎又累又饿，终于倒在了一个岩洞里昏睡过去。模糊之中，他觉得好像是睡在花瓣铺的床上，软软和和的，非常舒适，面前还站着个年轻姑娘，面目俊秀，身材苗条，十分动人。姑娘问他到这里的目的。他叙说了自己的苦处后，姑娘告诉他说："前面夹槽里有一大棵党参，你把它挖去栽在自己园里，再掐一片叶儿，给你父亲煎水喝，病就会好。"

张郎醒了，原来是一场梦。这时候，天已亮了。他爬过悬崖，来到夹槽，果然发现了一棵党参。张郎小心地挖出来之后不禁一惊，这党参已长成了人形，有胳膊有腿，有鼻子有眼，模样儿就像昨夜的姑娘。他双手连土捧起，理顺党参的藤秧，慢慢地放进背篓，一气背回了家。他把党参栽到菜园里，搭好藤架，然后掐了一片党参叶儿进屋给爹煎水喝，不想爹的病一下子就好了。此后，张郎天天给党参浇水，经常培土锄草，看得比什么都珍贵。终于有一天，党参架下走出了梦中的姑娘，并与张郎结成了夫妻，过起了幸福的生活。

 禁忌证　　　此方为温补方，风热感冒、体内有热者忌服。

乾隆茯参贵人方

表现症状　　　咳嗽不止、胸闷气虚、痰中带血，同时伴有四肢乏力、头晕、头痛、倦怠易疲劳。

宫廷御方　　　茯苓9克，沙参15克，天门冬6克，水煎服，每日两剂。

名方出处　　　此方为乾隆皇帝时期，定贵人咳嗽不止，御医开出的御方。

功效解析　　　俗话说："过劳则气耗。"气不足肺气也就跟着不足，这个时候肺气宣发肃降的功能就会失常，该升不升，该降不降，气机出现紊乱，造成喘气咳嗽。所以，长期从事体力劳动的人年老时容易出现咳嗽。现在人生活压力大，工作也忙，常常加班加点地干活，有些人连着高强度工作后，问题可能就出来了，出现劳累咳嗽。不但少气无力、四肢困倦、懒于语言、精神疲惫，而且还虚咳不止，就像是压不住胸中的一口气，总往外窜。另外由于肺阴亏虚，还会伴有咽干口燥的症状。这个时候大家就不妨试一下茯苓这味中药。

茯苓在古代被称为"四时神药"，因为它功效广泛，不管寒、温、风、湿诸疾，都能发挥其独特功效。中医认为，茯苓性味甘淡平，入心、肺、脾经。具有健脾和胃、宁心安神的功效。脾胃和则正气足，气机自然恢复正常。

沙参甘凉，能清热养阴，润肺止咳。

麦门冬是养阴清热、润燥生津的要药。而且它不但能润肺还能补肾，《本草别录》描述它能"保定肺气，祛寒热，养肌肤，益气力，利小便，冷而能补"。

茯苓在我国可谓是中药界的明星，早在《神农本草经》中就被列为上品，很多历史名人都与之发生了不少故事。比如说唐代著名的文学家柳宗元有次因为咳嗽去看病，郎中告诉他应该吃茯苓，他吃了买回来的茯苓不见效，病情反而加重。后来他才发现原来自己买的茯苓是用老芋头冒充的。柳宗元联想到社会上贩卖假药的事情十分气愤，于是写下一篇著名的《辨茯神文并序》，并指出："呜呼！物固多伪兮知者盖寡，考之不良兮求福得祸。"对现实有很好的警世作用。

一代天骄成吉思汗在中原作战时，小雨连绵不断地下了好几个月，很多将士水土不服染上了风湿病。眼看兵败垂成，成吉思汗十分着急。后来，有少数几个士兵因偶尔服食了茯苓，得以痊愈，听说此事后，成吉思汗大喜，他急忙派人到盛产茯苓的地区运来大批茯苓给将士们吃，兵将们吃后病情好转起来，成吉思汗最后打赢了这场仗，茯苓治病的神奇功效也被广为传诵。

虚寒泄泻及外感风寒导致咳嗽者忌服。

定亲王停喘方

 表现症状　　哮喘反复，咳嗽不止，痰少而黏，气虚乏力。

宫廷御方　　化橘红十片，麦冬 15 克，天花粉 9 克。

 名方出处　　此方为嘉庆皇帝时期，定亲王所用的方子。

功效解析　　化橘红为芸香科植物化州柚或柚的未成熟或近成熟的干燥外层果皮，这一点大家不要和橘子皮搞混。化橘红宽中理气，化痰止咳，功效很多。而治疗哮喘和咳嗽是它的首要功效，不论是寒咳还是干咳，化橘红都有不错效果。而且现代研究证实，化橘红对久咳哮喘病人有很好疗效，中老年人长期久咳哮喘在服用化橘红 3 个月以上，会有明显改观。

麦冬苦寒入肺，能养阴生津、润肺止咳。天花粉是清热泻火药，同时有生津止渴、排脓消肿的作用，临床上多用来治疗肺热燥咳，热病烦渴。现代研究显示，天花粉中含有糖类化合物，即天花粉多糖，有明显的免疫调节作用，能增强免疫活性，提高机体防御能力，对预防哮喘、治疗咳嗽有一定效果。

美丽传说　　关于化橘红，国民党爱国将领李宗仁还与它有几分渊源。话说，1921 年夏秋之交，广东广西军阀为争地盘又打了起来。广东的陈炯明部队兵分三路挺入广西，广西陆荣廷便从三路阵地堵截。当时任营长的李宗仁随陆荣廷第一路边防军向玉林方向进发。几次硬仗之后，竟逼入了粤境，顺利地走过钦州、廉江，接着进入了化州境内。

李宗仁带领的部队纪律严明，入新安，过榕树，一路上均不骚扰百姓，因而很快就攻克了化州城。入城后，由于连日战事，士兵们已疲惫不堪，又要补充营养，因而，李宗仁的部队在城里小驻下来。时值六月，暑湿缠绵，兼之路上又淋了几日雨，部队中很多人患了咳嗽或肠胃不适，李宗仁也开始喘咳不止。一时部队上下，人心惶惶，以为是中了邪。化州与广西毗邻，化州橘红治咳嗽的名声在广西也已传扬。一日，有两个士兵走进了宝岭脚下的李家橘红园，从橘红树上摘了十几个满披绒毛的小橘红，回来煮茶给大伙饮用。真是灵药治怪病，药到病即除。士兵们自饮了橘红汤后，病体渐息，元气恢复。李宗仁知道此事后，立即派人在李园老人家里买了几颗陈年老橘。饮了橘红果茶，李宗仁顿觉神清体健，疾病消除。此后接连打了几个漂亮仗，不久即从营长升帮统，升统领，升边防司令，一年内连升三级。李宗仁说，他的荣升也有化州橘红的一份功劳。

后来国民党退到台湾，李宗仁退出政坛。1965 年 7 月，李先生历尽险阻，从海外归国。几十年戎马倥偬、风风雨雨，很多事都忘却了，而化州橘红在他的记忆中还是那么深刻。1966 年春，李宗仁故地重游，又到了化州县再次品尝了化州橘红。

 天花粉有导致流产的作用，孕妇忌服。

光绪皇帝清肺饮

 喉痒咳嗽，痰中带血，口干鼻燥，身体发热，舌苔黄。

 菊花 6 克，竹茹 6 克，桔梗 3 克，陈皮 3 克，杏仁 4 克。

 此方为光绪皇帝咳血所用的方子，简单有效。

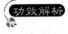

肺中有热要会清，肺热咳嗽者多是由于风热邪毒犯肺，或风寒化热，邪热蕴肺，肺失宣降清肃，出现咳嗽气喘。同时，热毒伤肺络则导致咳嗽带血。

菊花性凉，是清肺热的良药，尤其是以野菊花祛火的功效最佳。现代药理证实菊花具有抗菌、消炎的作用，以菊花泡茶不仅清香醒神，而且能祛火明目。竹茹性微寒，味甘，中医认为它具有清热化痰、除烦止呕的功效，常用它治疗痰热咳嗽。《本草再新》记载："泻火除烦，润肺开郁，化痰凉血……消痈瘘肿毒。"

桔梗独归肺经，也是常用的止咳祛痰药，主治咳嗽痰多、咽喉肿痛、肺痈吐脓。

陈皮则具有理气的作用，能散郁热，化凝痰。陈皮功效广泛，止咳、化痰、平喘、理中样样在行。李时珍说它"橘皮苦能泄能燥，辛能散能和，其治百病"。所以民间有"千年人参，百年陈皮"的说法。

杏仁苦降，具有润肺、止咳、滑肠等功效。肺与大肠相表里，对于肺热便秘者，大肠一通，肺火自泄。

陈皮以广东新会地区所产的质量最优，新会陈皮历史悠久，效果最佳，而且在清朝还是皇家贡品。相传，在清朝有一位陈姓官员因得罪上司，被贬到了现在的广东新会。新会盛产橘子，陈姓官员就把橘子榨成果汁喝，或把橘子做成饼，吃橘络、橘子叶、橘子核，还把橘子的根用来熬水喝。吃完后，感觉身轻如燕，不饿不渴，肺气通畅。尤其是阴干后的橘子皮，香气入脾。后来他还把陈皮献给皇上，并说能治疗咳嗽痰多。皇上喝完用陈皮熬的水后，果然不再咳嗽、咳痰。于是便要求陈官员每年向朝廷进贡陈皮，就这样新会的陈皮开始流传天下。

陈皮除了泡茶还能泡酒，以陈皮为原料泡成的陈皮酒稠绵醇厚，香味独特，落口甘畅，并有理气开胃、舒筋活血的功能。而且据说这陈皮酒源于北宋范仲淹。相传宋朝天圣元年，范仲淹在东台任盐仓监管，当时他的母亲体弱多病，又不愿服用汤药。为此，范仲淹一筹莫展，忧心忡忡。一日范仲淹在一位名医那里偶得一味良方，即用糯米配以中药陈皮，制成药酒饮用。于是，范仲淹立刻找来中药和调酒师，制成此酒，范仲淹的母亲饮用后身体果然逐渐康复起来，而这种酒，就是最初的陈皮酒。

 对花粉过敏者慎用。

宫廷瓜蒌饮

 咳嗽痰黏，胸闷作痛，大便秘结。

 瓜蒌仁9克，麦冬15克，竹茹15克

 此方为清代宫廷御医开出的常用小验方。

很多人生气的时候会觉得胸闷气短，感觉胸中就像压了一块石头，呼吸困难费力，这是因为一身之气在胸中发生郁结，气机不畅则胸闷气短。当然除了情绪刺激，肺脏的功能也会对气机造成影响。肺主一身之气，肺气宣通清肃则脏腑经络之气就能随着肺有节律的一呼一吸而运动不息，并保持调畅。人随着年龄的增加，肺功能逐渐下降，所以中老年人常常会出现胸闷不畅、气短咳嗽的症状。

而既能润肺祛痰，又能利气宽胸的中药就首选瓜蒌仁了。瓜蒌仁有一点偏润的甘润性质，所以它不但用于肺热咳嗽，对肺燥咳嗽也有润肺化痰的作用。现代研究表明瓜蒌有扩张冠状动脉的作用，所以它还有宽胸散结的功效。对于老年人胸闷不畅、气短咳嗽效果尤佳。

麦冬甘凉，能滋阴生津、润肺止咳，对肺脏有滋补的功效，善清心肺之热而养阴除烦。竹茹清热除烦，既能祛痰又能散结开郁。《药品化义》记载："竹茹，轻可去实，凉能去热，苦能降下，专清热痰，为宁神开郁佳品。"三味药配伍有序，对胸闷不畅、咳嗽痰多者效果不错。

瓜蒌仁是瓜蒌的干燥成熟果子，关于瓜蒌还有一则美丽的传说。据说以前有座仙山，山上有许多山洞被云雾和密林遮掩着。一天一个樵夫进山砍柴，因为又渴又累他就四处寻找水源。终于在长着几棵老树的山洞外边找到了一股清泉。樵夫喝足之后就在树荫下的一块石板上休息。正当他睡得迷迷糊糊的时候，忽听有人讲话。他歪头一看，对面树底下坐着两个老头儿。

只听黑胡子老头说："今年咱们洞里结了好大的一对金瓜呀！"白胡子老头说："小声点儿，那边躺着一个砍柴的，让他听见就会把那宝贝偷走。"黑胡子老头说："怕什么？他听见也进不了山洞！除非七月七午时三刻，站在这儿念一句：'天门开，地门开，摘金瓜的主人要进来！'"

樵夫听到这儿心里一喜，没留神滚到地上，睁开双眼，原来是个梦呀。他扫兴地挑着担回了家。不过，他还牢牢记着那几句话。樵夫总想试试梦中听来的话灵不灵。七月七这天，樵夫又来到山洞。他等到午时三刻，便走进洞口，嘴里念道："天门开，地门开，摘金瓜的主人要进来！"只听嘎的一声，真有一扇石门在面前打开。樵夫走进去，看见里面长着一架碧绿的青藤，上边结着一对金瓜。他十分高兴，用柴刀把金瓜砍下来，捧在手中，一口气跑回家，谁知，到家仔细一看，哪是金瓜呀，不过是两个普普通通的瓜。樵夫以为上了当，就把它们扔到了一边。

过了些日子，樵夫上山砍柴又来到那个山洞外边。他又躺在石板上歇息。刚闭上眼，那两个长胡子的神仙又到大树底下来啦。白胡子神仙埋怨道："都怪你多嘴，洞里的金瓜被人偷走啦！"黑胡子老头说："怕什么，他偷去也没用，又不是真金的瓜。""怎么没用？那可是名贵的药材呀，比金子还贵重呢。"听到此处，樵夫又从梦中醒来，他急忙回家找到那两个瓜。可是瓜全烂了。樵夫只好掏出瓜子，等到第二年春天就把它们全都种在院子里，几年后院子里结了一大片金瓜。樵夫就用这种瓜给人治病。那些长期咳嗽痰喘的病人，吃了这种瓜，果然一个个都好了。

禁忌证　　　瓜蒌仁润肠通便，腹痛泄泻者不宜。

老佛爷清咽茶

表现症状　　　咽喉作痛、喉咙沙哑。

宫廷御方　　　鲜青果 30 个，鲜芦根 100 克，煎汤代茶饮。

名方出处　　　光绪三十二年，慈禧太后肝胃有热，咽喉作痛，御医开出的对应方。

功效解析　　　经常用嗓的人，肺部容易积热，不管是实热还是虚热，喉咙都会出现上火症状，其典型表现就是咽喉作痛，喉咙沙哑。特别是经常用嗓职业，如教师，几乎天天都是拖着低沉的声线。此时若只口服金嗓子含片，那只是表面的防护作用，不能把药用到根上。喉咙肿痛说白了就是上火，肺有积热，有热就需要清。因此，我常为教师们推荐一个简单有效的祛火茶，以鲜青果 30 个，鲜芦根 4 支，煎汤代茶饮。

青果又称谏果，"谏"即是"谏言"的意思，俗话说"忠言逆耳利于行"，而青果初吃时味道很涩，但久嚼后香甜可口，余味无穷，有利于人体健康。就像忠谏之言一样，虽然起初让人听着不舒服，但从长久来看是非常有益的。青果味甘性平，能清肺，利咽，生津，解毒，是个不折不扣的"福果"。

芦根甘、寒，归肺胃经。能清热生津，除烦止咳，常用于治疗肺热咳嗽，鲜用清肺热的效果更强。

两味药均取其鲜品，甘寒滋润，既能清虚火，又能泄实火，经常用嗓且易上火者不妨以此代茶。

 禁忌证 虚寒体质，脾虚泄泻的患者慎服。

宫廷止渴饮

 表现症状 口渴难忍，饮后不解渴，小便短赤。

 宫廷御方 绿豆 50 克，西瓜皮 200 克，香蕉去皮 200 克。先添少许水把绿豆煮破，然后放入西瓜皮和香蕉，锅中加满水煮沸，代茶喝。

 名方出处 此方为清代宫廷中流传的防治口渴欲饮方。

 功效解析 生活中常遇见这种情况，咽干口渴，但喝再多水也不解渴，总觉得没喝够。有些人甚至大冷天也想喝冰水。其实，这类人属于阴虚体质，阴虚则内火旺，光喝水是不行的，而且越凉的水越容易伤阴，助长内火。此时在治疗上应把药力三分用在祛火上，七分用在滋阴上，给身体补充津液，而不是补水，这样才能祛火而不伤阴。

绿豆是消暑解渴的常用药，老百姓也喜欢拿它煮绿豆汤，既可消肿通气，又能清热解毒。

西瓜皮在中药上叫"西瓜翠衣"，性味甘凉，煎饮代茶能滋阴润肺，清透暑热，养胃生津。可治疗暑热烦渴、口舌生疮、咽喉干痛、烦渴不止等疾病。

香蕉是大家喜爱的水果，肉质软糯，香甜可口。中医认为香蕉味甘性寒，具有较高的药用价值。主要功用是清肠胃，治便秘，并有清热润肺、止烦渴的功效。

咱们现在每到夏天都能吃到又大又甜的西瓜。但是您知道吗？西瓜可是咱们的先人从西域带回来的。据说，原来在中国的大地上，只有冬瓜、南瓜、北瓜，就是没有西瓜。关于西瓜的来历，还要从西汉时汉武帝命张骞出使西域说起。

张骞出使西域带回许多当地的土特产。其中有一样就是瓜，这个瓜很大，模样很难看，瓜皮像癞蛤蟆的皮，还有扎手的刺。外形也是歪歪扭扭、疙疙瘩瘩。张骞用托盘将瓜献给汉武帝说："臣从西域带回一样珍宝，请万岁过目。"汉武帝瞧了一眼，就龙颜不悦，呵斥道："这算什么珍宝？大胆张骞，你敢用这种东西来戏弄寡人？"张骞慌忙说："陛下息怒。此物在西域算一种特产，很稀罕。我就称它为'稀瓜'。这瓜长得难看，但是吃在嘴里是清甜爽口。它既有止渴消暑的功效，又能健胃益脾、舒气活血的奇妙药用价值。西域人将它奉为国宝呢。"汉武帝动心了，张骞切一块送给汉武帝尝新。哪知汉武帝用手一抓，被瓜皮的刺扎了一下。就认准这不是什么好东西。当下传旨说张骞犯了欺君之罪。念他出使西域有功，就罚到海州去管盐税。

张骞一片诚心献宝，结果遭贬。他也不气馁。他什么也没带，就带上另一个没开瓢的"稀瓜"到海州上任。张骞一路琢磨，这么好的宝贝，不受皇上喜欢，关键是它的模样不好。要是有人将它改良一下，不就很好了吗？

再说，张骞从西域带回一个宝贵瓜的消息在民间传开了。甚至说吃了这个瓜可以长生不老。在海州有一个无赖泼皮，叫"尤大吹"。他虽说是一个乡下人，可是吹牛的本事极大。他毛遂自荐来到张骞的家里，说自己曾经受过仙人指点，对种各种瓜十分内行。要张骞将那宝瓜给他拿回去栽培。张骞新来乍到，又急于改良瓜，就相信了尤大吹，把稀瓜给了他。

尤大吹拿到瓜回家，三下五除二，将瓜吃掉了。然后将瓜皮、瓜子扔掉啦。张骞等到瓜成熟的季节，还不见尤大吹送改良的瓜来，就把他叫来问话。尤大吹一点也不害怕，大言不惭地对张骞说："你那瓜我吃掉了。你不是说那瓜吃了能长寿嘛。我就试一试。你要是将我杀了，那说明你讲了假话，就是真的犯了欺君之罪。"张骞知道这是一个泼皮无赖，杀了他反而会引来麻烦，就将他放了。渐渐地就将稀瓜的事忘了。

不料，过了三年，张骞在海州市面上看到一种很大的瓜，溜圆，瓜皮油光发亮的。他买来尝了一下，觉得比他从西域带回的稀瓜还要好吃。张骞很高兴，立刻去找那种瓜的瓜农。原来三年前尤大吹丢掉的瓜子被他隔壁的一个种瓜大王捡回去了。种瓜大王第一年种出的瓜很不好看，又因为皮上有刺，不便用手拿。到第二年，他就进行改进，与当地的一种甜瓜杂交，长出的瓜又甜，皮也光滑。到第三年，他继续再次杂交，就种出了现在这种又好看又好吃的瓜来。因为当地已经有了南瓜、东瓜、北瓜，就为它取名叫西瓜。

 禁忌证　　脾胃虚寒，胃酸过多者慎服。

宫廷明眸液

表现症状　　眼睛干涩，黏性分泌物增多，眼睛或发痒、或胀痛，严重者布满血丝。

宫廷御方　　桑叶、菊花、钩藤任选其中一味，取 9 克，煎汤后沸水放凉清洗眼睛。

名方出处　　在清代宫廷中，有很多专门针对眼睛干涩、布满血丝的小单方。

雾霾天到来的时候，不但呼吸不舒服，就连眼睛也感觉被雾霾蒙上了一层灰，干涩胀痛，眼睛易疲劳，视物模糊。这倒不是因为我们的视力出现了问题，而是因为雾霾属于污浊之邪，侵入人体后郁而化火，郁火循肝经上炎。而肝开窍于目，肝火旺盛，眼睛就像被放在火炉上一样不舒服。这时不妨给眼睛洗一个"凉水澡"，用桑叶、菊花、钩藤其中一种煎煮液清洗眼睛。

桑叶性甘、寒。既归肺经又归肝经，不但能清肺热，还能清肝明目，对于治疗肝火上扰而致的目赤肿痛效果奇佳。《本草蒙筌》中很早就记载了"洗眼"的使用方法："煮汤，洗眼去风泪"。

菊花和桑叶的功效一样。

钩藤是平肝息风的要药，归肝经和心经，能清热平肝，息风止痉。通过平肝火来灭眼睛上的"火"，就像是釜底抽薪，把木柴从锅底抽走，锅里的水也就不沸了。

钩藤清肝火，在古代应有已久，早在清代成书的《红楼梦》就有运用钩藤的记载。书中描述薛蟠之妻夏金桂不听薛宝钗好言相劝，借酒发疯，大吵大嚷，气得薛姨妈怒发冲冠，肝气上逆，左肋疼痛得很。宝钗等不及医生，就先叫人去买了几钱钩藤来，浓浓地煎了一碗，吃后薛姨妈略觉安顿，睡了一觉肝气也渐渐平复了。可见钩藤清肝火的功效在当时已经运用得非常广泛了。

眼睛结膜急性感染者不宜使用。

宫廷洗鼻液

鼻子干燥、鼻塞、出血、鼻痂多等上火症状。

薄荷3克，菊花9克，桑叶9克。水煎外洗鼻腔。

 此方为清代御医为慈禧太后开出的防治鼻病外洗方。

 秋冬季节天气干燥，肺脏最易感受燥邪。但疾病有个循序渐进的过程，鼻子是肺的门户，邪气到来之时，鼻子要先代肺受邪，就像是古代臣子代天子受罚一样。鼻子感受燥邪之初只会出现干燥、鼻塞、出血、鼻痂多等火热表现，这等于是给身体发个信号，如果置之不理，燥邪才会进一步深入肺脏。所以说，虽然雾霾天肺是最大的受害者，但肺开窍于鼻，伤肺必先伤鼻，保护鼻子是养护肺脏的第一步。

当鼻子感受燥邪的时候，我们不妨用薄荷、菊花、桑叶这些清凉的药物为鼻腔降降火。薄荷大家都很熟悉，薄荷叶嚼起来疏散风热，清利头目，给人以清爽的感觉。而菊花与桑叶搭配，长于清热疏风，能有效降火祛火。这三味药都具有抗病毒、杀菌消炎作用，以煎液清洗鼻腔，能有效保护鼻黏膜。

 相传宋代时，某日严山寺来一游僧，身体瘦弱且胃口极差，每夜一上床入寐就浑身是汗，醒后衣衫尽湿，甚至被单、草席皆湿，20年来多方求医皆无效。

一日，严山寺的监寺和尚知道了游僧的病情后，便说："不要灰心，我有一祖传验方，治你的病保证管用，还不花你分文，也没什么毒，何不试试？"翌日，天刚亮，监寺和尚就带着游僧来到桑树下，趁晨露未干时，采摘了一把桑叶带回寺中。叮嘱游僧焙干研末后每次服二钱，空腹时用米汤冲服，每日1次。连服3日后，缠绵20年的沉疴竟然痊愈了。游僧与寺中众和尚无不惊奇，佩服监寺和尚药到病除。

传说很美，是不是确有此事已经不可考证。但是有两项调查却是真的。

前苏联莫斯科沙迪诺博士等科学家研究百岁老人之谜的调查中发现：亚巴赞山区村民特别健康长寿，百岁老人比比皆是。他们行动敏捷、身体健壮、充满活力的主要原因是，当地满山遍野都是桑树，村民每天早、中、晚都饮用桑叶汁。我国1990年第四次人口普查中发现新疆皮山县18万人口中70岁以上的老人占到2.84%，最高年龄120岁。111岁的卡迪尔伊仍可参加夏收。科学院、医学院的调查表明这是当地的居民以桑叶代茶常饮的缘故。现代研究表明，桑叶中含有丰富的氨基酸、纤维素、维生素、矿物质以及多种生理活性物质，具有降血糖、降血压、降血脂、延缓衰老等多种保健功效。

　阴虚血燥无实热者及鼻流清涕风寒鼻塞者忌服用。

光绪松瓜鼻烟壶

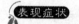　头痛发胀，时感灼痛，遇热加重，鼻塞不通，鼻腔灼热。

　松萝茶9克，瓜蒂6克，研成细末装入鼻烟壶（其他密封容器亦可）中，可以当做鼻烟使用。使用时从鼻烟壶里取出一小点鼻烟放在虎口上，用一个鼻孔靠近这一堆鼻烟，然后用比自然呼吸稍微大的力吸到鼻腔。

　此方为御医为光绪皇帝治疗鼻塞头痛的外用方。

　"不风不雨正晴和，翠竹亭亭好节柯。最爱晚凉佳客至，一壶新茗泡松萝。"这是清代郑板桥的一首七言诗，诗中的"松萝"就是产自安徽的松萝茶。松萝茶不仅色泽绿润，香气高爽，滋味浓厚，而且还具有很高的药用价值，比如降血压、除顽疮，消食通便等都有不错效果，若是从鼻入肺则能清热解毒，止咳化痰。

至今京津济南一带的老中医开方用松萝茶的仍然很多。

瓜蒂味苦、性寒，善开郁散热，《本草再新》记载："泻心火，健脾土，利湿消水，止头痛衄血。"

以松萝茶和瓜蒂研粉当鼻咽用治疗风热头痛的办法其实是取自于古医书的一个经验方，《杂病心法要诀》亦记载："一切头风兼湿者，以瓜蒂、松萝茶，二味为末，吐出黄水立愈。"通过鼻烟吸入的方式，可以使药效直达病理位置，起到事半功倍的效果。

松萝山在唐朝就有产茶的记载，而松萝茶的盛名远播是在明代。相传，明太祖洪武年间，松萝山的让福寺门口摆有两口大水缸，引起了一位香客的注意，水缸因年代久远，里面长满绿萍。那位香客来到庙堂对老方丈说，那门口的两口水缸是个宝贝，想出三百两黄金购买。方丈想着水缸能是什么宝贝，于是便欣然接受，并商定三日后来取。

香客一走，老和尚怕水缸被偷便立即派人把水缸的绿萍水倒出，洗净搬到庙内。三日后香客来了，见水缸里绿萍不在了，便摇摇头说这水缸的宝气不再，已经不值钱了。老和尚极为懊悔，但为时已晚。不过，香客走出庙门又转了回来，说他见宝气还在庙前，上去一看原来倒绿水的地方便是。香客说这地方若能种上茶树，定能长出神奇的宝贝。老和尚照此指点种上茶树，不久，果然发出的茶芽清香扑鼻，便起名"松萝茶"。明神宗时，这一带流行伤寒痢疾，人们纷纷来让福寺烧香拜佛，祈求菩萨保佑。方丈便给来者每人一包松萝茶，并面授"普济方"：病轻者沸水冲泡频饮，两三日愈；病重者，用此茶与生姜、食盐、粳米炒至焦黄煮服，或研碎吞服，两三日愈。果然，服后疗效显著，制止了瘟疫流行。从此松萝茶成了灵丹妙药，名声大噪，蜚声天下。

感受风寒所致的头痛鼻塞者不适用此方。瓜蒂苦寒，孕妇及经期妇女禁用。

同治四年景芳茶

主治症状　　鼻子干痒充血，喉有黏痰，不易咳出，咽干喉痛等肺经伏热症状。

宫廷御方　　麦冬9克，浙贝9克，霜桑叶（初霜后采收）9克。水煎代茶频饮。

名方出处　　此方为同治年间瑨嫔曾用的御方，同治四年5月27日瑨嫔咽痛咳嗽，御医甄景芳以此方为其清解余热，消肿止咳。由于此方是御医甄景芳所开，因此又叫景芳茶。

功效解析　　很多人不知道如何分辨肺经是否有热，其实很简单，大家从观察鼻腔黏膜颜色及分泌物就能很好判断。肺经有热者，就像是大火熬汤，火越旺汤越浓。所以，如果患者鼻黏膜颜色泛红、充血，分泌物又稠又黏，且以黄色、脓性为特征，则可断定为肺中炽热。这个时候还跟我们做饭一样，不但要赶紧把火关小点，还要往锅里添水，不然就熬干了。所以，针对这种情况，古代御医甄景芳就采取了既降火清肺，又养阴止咳的办法，用麦冬、浙贝、霜桑叶代茶频饮。

方中桑叶疏散风热，清肺润燥，专治风热感冒，肺热燥咳。经霜采摘入药后的桑叶清热功效增强，兼具凉血之功，能有效消炎、消肿，缓解鼻腔、咽喉部位的充血肿痛。桑叶有春桑叶和霜桑叶之分，大家去药店买药时注意给药师提醒下是要冬天入药的桑叶。

麦冬滋阴降火，能养阴生津，润肺清心，不但能治疗鼻子上的症，还能解除因热导致的心烦失眠，一举两得。

浙贝味苦、性寒，有清热化痰、止咳镇咳之功。

古代皇帝的妃子都是千金娇贵之体，所以御医用药都是仔细考量，想之又想，选用既不会损害正气，又能治病的方子。如今宫廷御方都被后人记载下来，大家以他山之石攻玉，直接拿来运用，何乐而不为。

 禁忌证　风寒束肺，或内有寒邪者不适用此方。

慈禧光绪二冬秋梨膏

 主治症状　鼻燥干涩，鼻塞不通，鼻子疼痛，鼻易出血。

 宫廷御方　此方为"二冬膏"和"秋梨膏"的完美结合，因此又叫二冬秋梨膏。二冬膏制作时选天冬和麦冬各500克，以上二味，加水煎煮三次，第一次煎3个小时，第二三次各2小时，然后把汁液合并，滤过去渣，再加川贝（打成粉面状）100克搅拌均匀，最后按2:1的比例兑入蜂蜜，炼蜜收膏。

秋梨膏制作时选秋梨20个，去核，将秋梨洗净削去外皮，用擦板擦出梨蓉和梨汁，将梨蓉和梨汁放入沙锅，加冰糖慢火煎熬，并用木铲不断搅拌，直到汁水变得浓稠为膏状。二冬膏和雪梨膏制成后，共同服用即可。

名方出处　"光绪二十五年八月三十日，谦和传熬二冬膏、梨膏"，这两个是慈禧和光绪都非常喜欢吃的秋季养生膏方，每至金秋时节都会传令御医制作。

 功效解析　二冬膏以天冬和麦冬为主料，天冬和麦冬都是清热养津的常用药，具有养阴清热、润肺生津的功效。川贝则具有止咳镇咳的作用。三者合而为膏，应时服用，对秋冬季节易出现的燥咳痰少、痰中带血、鼻干咽痛、肺燥咳嗽等症状有积极的预防保健作用。此外，"季节养生"一个很重要的方面就是吃应时水果，而秋梨正是秋天成熟的水果，颜色多为深黄或黄绿带点，水分多，吃起来又脆又甜，被誉为"百果之宗"。其性甘寒微酸，有清热利尿、润喉降压、清心润肺、镇咳怯痰、止渴生津等多种作用，不失为秋季养生佳品。

咸丰小方秋梨柿饼饮

主治症状　　感冒初愈后伴有轻微的咳嗽、乏力、周身酸痛、懒食等症状。

宫廷御方　　秋梨半个，柿饼一个。秋梨切块，柿饼去蒂切丝，以沸水冲泡代茶饮。

名方出处　　此方是咸丰帝年幼时用过的一个小茶方。道光二十九年 12 月 12 日，咸丰帝（当时还是四阿哥）因肺热感寒而大病一场，经御医调治后诸症好转，但余邪未净，还有轻微的咳嗽、乏力症状。皇子为金贵之体，不适合下猛药，于是御医便以药力平和的秋梨柿饼代茶饮用以善其后，清除余邪，治疗后遗之症。

功效解析　　生活中人们可能会出现这样的情况，疾病经过治疗虽然得到好转，但好得并不彻底，就像是大扫除后屋子里仍残留一些纸屑。就如感冒发烧吧，经过医生治疗之后，仍伴有非常轻微的咳嗽、懒食、乏力等不适。这个时候的状态其实是"病"已经不在了，但"症"还有所存留，就像是一些散兵流寇，时不时会生些恶事。此时用药要避免攻邪重剂，因为稍有不慎会损害正气，或为邪气所用，导致疾病复发。发烧感冒后如果出现这种情况，我们不妨借用下咸丰帝的秋梨柿饼饮，也享受一番皇帝待遇。

方中秋梨为应秋时节的水果，养肺润肺，含有丰富的B族维生素，能减轻疲劳，增强体质。柿饼也是秋季常食的甜点，肉质干爽，其味清甜，很受老百姓喜爱。柿肉润肺生津，能补益气血，扶助正气，而且柿饼上的白霜能缓解咽喉干痛、肺热咳嗽、凉血止血。以常见的水果入药，看似平淡无奇，但其实是顺应了天时，功效奇佳，要不然太医们也不会用它来治皇子的病，因为治不好病可是要治罪的。

 禁忌证　　　不宜空腹饮用。

宫廷膏方竹沥梨膏

 主治症状　　　干咳、痰少而黏、潮热、盗汗、舌红、口干等肺阴虚症状。

 宫廷御方　　　黄梨100个（去核取肉，捣汁），鲜竹叶100片，鲜芦根30支，老树橘红20片，荸荠50个（捣汁），竹沥100毫升。先将竹叶、芦根、橘红煎取浓汁，然后兑入梨汁、荸荠与竹沥，最后用文火收膏。每次10克，每日2次，开水化服。

 名方出处　　　此方为光绪某年2月26日所用的宫廷膏方。

 功效解析　　　方中黄梨、荸荠养阴生津，润肺止咳。黄梨也就是晚秋之梨，梨自古就是养肺润肺的佳品，《本草通玄》中记载："生者清六腑之热，熟者滋五脏之阴。"现代研究显示晚秋黄梨能够清除肺部垃圾，增强肺部抵抗力。每天食用黄梨能润肺止咳、清热化痰，而且还具有健胃消食、防癌抗癌等多种营养保健功效。荸荠，老百姓常称之为"地梨"，常生长于水田之中，滋阴效果极佳。而且荸荠寒凉，既能清热生津，又可补充营养，非常适合阴虚肺燥患者。

除了以黄梨、荸荠滋阴清热，肺阴亏虚的患者常常会因内热耗煎津液导致口干咽燥、喉有黏痰。所以方中又以竹叶、芦根、橘红清热化痰。竹叶能清热除烦，《本草别录》说它："主胸中痰热，咳逆上气。"芦根也属于清热泻火药，甘、寒，归肺、胃经，善入肺经清透肺热，治肺热咳嗽，肺痈吐脓。橘红气味芳香，能化痰止咳，现代药理研究已证实，它含有挥发油、肌醇、维生素 B_1、黄酮甙等，能稀释痰液，有利痰的排出。

 脾胃虚寒大便溏泄者忌服。

第四篇

清嗓护肺民间金效验方

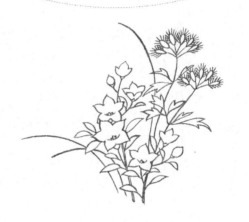

慢性咽炎喝参芍茶

表现症状 ①咽喉中经常有异物感觉，咯之不出、咽之不下。②鼻咽干燥不适，有黏稠样分泌物，不易咳出。③恶心、呕吐、反胃等。④严重者有声嘶，咽痛，以晨为重。⑤头痛，头晕，乏力。慢性咽炎为慢性感染所引起的弥漫性咽部病变，主要是咽部黏膜炎症。此病多见于男性，特别是吸烟的人群。

民间验方 沙参 15 克，生白芍 12 克，银花 9 克，生甘草 5 克。将这些药放入热水瓶中，用沸水冲泡大半瓶，盖住瓶塞闷 15 分钟，频频代茶饮用，每日 1 剂。

功效解析 本方中沙参性味苦，微寒，能养阴清肺、止咳利咽，南北沙参均可，北沙参效果更好一些。《中药志》说它："养肺阴，清肺热，祛痰止咳，治虚劳发热，阴伤燥咳，口渴咽干。"白芍配甘草，一可酸甘化阴，二可缓急止痛，故对肺胃阴虚、胸脘隐痛有良好效果。银花配甘草清热解毒，是治疗咽喉肿痛之良药。四味同用，既能养肺胃之阴，又能泻火解毒，用于慢性咽炎属肺胃阴虚、阴火上炎者有较好疗效。

特别是进入秋冬季节，风高物燥，受气候影响，慢性咽炎患者常常症状加重。它可以是由于急性咽炎反复发作所致，也有较多人因长期烟酒刺激引起。再有，上呼吸道的慢性炎症、贫血、消化不良、肝病、肾病等，以及一些职业因素，如教师或歌唱者及在不洁环境中工作的人，更容易引起或加重慢性咽炎。这个时候可以冲泡一些由上边几味中药组成的"慢性咽炎茶"，为自己的咽喉保驾护航。

关于中药沙参，几千年来，还流传下来一个故事。话说很久以前，莱阳城南胡城村，有一个青年，人称张郎，自幼丧母，十岁丧父，孤单单地一人过日子，为人老实勤快。他把父母留给他的二亩薄田整得地平土深，全部种上了沙参。这个沙参是有名的中药，能卖个好价钱，他想用这二亩沙参盖三间房，娶个贤惠的媳妇。

因此，他天天守在地里，除草、捉虫、浇水，一刻也不肯闲着。二亩沙参长得非常好，比财主"斜巴眼"家的好上几倍。"斜巴眼"以为张郎的地里有参神，几次派人要用二亩好地换他那二亩沙参地。张大哥都一口回绝了，恨得"斜巴眼"牙根痒痒。

眼看着沙参收获的季节快到了，张郎在地头上搭起一个小棚子，昼夜守护着参田。张郎见沙参棵棵长得像小孩胳膊一样粗，有的还带着胳膊腿儿，像个招人喜爱的胖娃娃，喜得心里像吃了蜜一样的甜。这沙参是他的希望，他的幸福，他要盖房娶妻，要过美好的日子。他太喜爱这遍地沙参了，于是便捡了两棵最大的，用盘子盛着，恭恭敬敬地供在他的小棚子里。

一天晚上，张郎躺在床上，刚一闭上眼睛，一个天仙般的姑娘就站在他的面前，可是一睁开眼，那姑娘又不见了。一连几次都是这样，那姑娘十七八岁的年纪，杨柳般的腰身，杏儿般的双眼，圆圆的脸蛋，粉皮细肉，两腮有一对浅浅的酒窝，微微一笑，露出两排洁白整齐的牙齿。一身乳白色衣裙拖到地上。张郎长这么大，还没见过如此俊美的姑娘。一连几个晚上都是这样。

不久就到了沙参收获的季节了，张郎把收下的沙参堆在一块，仔细地用苫子苫好，准备明天拿到集上去卖。然而，天明以后，一大堆沙参一棵也不见了，张郎顿时觉得天旋地转，两眼发黑。"扑通"一声栽倒了，当他苏醒过来的时候，只见身旁坐着一个姑娘，他仔细一看，和那天晚上见的那个姑娘一模一样，张郎一阵激动，立即抓住了她的手。

姑娘轻轻地告诉他，沙参是被"斜巴眼"偷去了。她是沙参姑娘，见张郎勤劳善良，又如此珍爱沙参，愿同张郎结为夫妻。

张郎一听，激动地心都要跳出胸膛，慌忙朝沙参姑娘跪下行礼，沙参姑娘连忙扶住他，当天二人拜了天地，结为夫妻。

不久，这件事就传到"斜巴眼"耳朵里，他立即带了三个狗腿子来到张郎家，说张郎拐骗良家女子，要送衙门治罪。他一挥手，三个狗腿子朝张郎扑来。"斜巴眼"自己则猛地抱住了沙参姑娘。张郎顿时气得七窍冒烟，顺手抓起一条棍子打倒了两个狗腿子，又举起了棍子朝"斜巴眼"砸去。"斜巴眼"急忙松开沙参姑娘，和三个狗腿子连滚带爬逃走了。

"斜巴眼"逃走后，沙参姑娘拉住张郎的手说："咱们快逃吧，他们还会回来的。"于是沙参姑娘和张郎便连夜逃往东北长白山，仍然以种沙参为业，所以现在长白山的沙参最为有名。

 外感风寒咳嗽的人禁服，同时脏腑无实热，肺虚寒引起咳嗽的人也不要服用。在服用期间，要注意以下几点：①保持良好的作息习惯，尽量避免熬夜。②少吃辛辣或者刺激性食物。③积极参加户外运动，放松心情。④不要给自己太大的压力，学会合理减压。

咽喉肿痛泡杯桔梗银花茶

 咽喉红肿疼痛，干痒少痰，吞咽困难，口渴咳嗽，并伴有头痛。

 桔梗 12 克，甘草 6 克，金银花 15 克，薄荷 3 克。每日 1 剂，煎水代茶，连服 3～5 日。

 桔梗辛散苦泄，宣开肺气，祛痰，无论寒热皆可应用，同时能宣肺泄邪以利咽开音，另外桔梗有镇咳作用，有增强抗炎和免疫作用，其抗炎强度与阿司匹林相似，桔梗粗皂苷还有镇静、镇痛、解热作用，特别适合咽喉肿痛、肺痈等患者。

银花就是金银花，又叫双花，有清热解毒、疏散风热的功效，因为它初开时是银白色的，后来便会慢慢变为金黄色，因此有了金银花的名称。它的气味芳香，性寒而且不伤脾胃，如果身体有热证，可通过金银花来宣解风热，同时还可以败血毒、消炎症，银花的功效与作用对于很多热感冒的症状都能够缓解，尤其是咽喉肿痛等，效果非常显著。

在中医上，甘草补脾益气，滋咳润肺，缓急解毒，调和百药。古人有云："桔梗清肺气，利咽喉，其色白，故为肺部引经，与甘草同行，为舟楫之剂。"意思是桔梗不仅能宣利肺气，又可以引甘草的药性上浮入肺，换句话说，就是这两味药可以相互补充，激发双方发挥更大的药用功效。

薄荷多生于山野湿地河旁，是常用的中药之一，我们在平时的生活中都会用到，单泡一杯薄荷茶就有清热利咽的作用，市面上常见的润喉糖，大部分都含有薄荷这种药物。

 关于方中桔梗，在民间一直流传着一段耐人寻味的故事。

从前，某个村子里住着一位叫桔梗的少女，桔梗没有父母，独自一人住在家里。有个天天找桔梗的少年说："桔梗啊，我长大了，我要跟你结婚"，"我长大了也要跟你结婚。"桔梗说。两人就这样约好了。

几年后，桔梗长成了漂亮的少女，少年也长成一个英俊的小伙子，两人成了一对恋人。但是，小伙子为了捕鱼，不得不乘大船去很远的地方。"桔梗啊，一定要等我，我一定会回来的。"终于到了小伙子离开的那一天。"记得一定要回来，我会等着你，再见。"少年向着大海出发了，越来越远，桔梗不停地流泪。

可是，桔梗爱着的小伙子，过了 10 年也没回来，桔梗越看大海越伤心。因此决定暂时去庙里修行。"师傅，请教我平息心法。""南无阿弥陀佛，想知道这些就要先把心空起来才行，不要被心里的姻缘所纠缠。"

桔梗决心这么做，但是，她怎么也忘不了那个小伙子，所以总是跑去海边。就这样过了几十年，桔梗已经成为了老人。她想着总是不回来的青年，流下了眼泪，眼睛也慢慢地闭上，身体变成了花。后来，人们就把那朵花叫做桔梗花了。因此桔梗花的花语就成了：真诚不变的爱。这个故事中的少年就像是我们大家，一直为自己的家庭、事业忙碌着，但桔梗一直爱着我们，化身为能够宣肺利咽的中药，来为我们的健康买单。

 禁忌证 凡呕吐、呛咳、眩晕、阴虚火旺、咯血等不宜用；胃及十二指肠溃疡者慎服，用量过大易致恶心呕吐。

防流感御外邪的百部漱口液

 表现症状 流感主要表现为突然快速而至的高热、发冷、出汗、全身酸痛、头痛、骨痛、肌肉痛、疲倦乏力、食欲不振、咳嗽、鼻塞等中毒症状。可伴有咽痛、流涕、流泪、咳嗽等呼吸道症状。少数病例有食欲减退，伴有腹痛、腹胀、呕吐和腹泻等消化道症状，严重时会引起肺炎及其他并发症。

 民间验方 制百部 20 克，水煎 100 毫升。反复漱口，然后吐掉，1 日多次，1 次约 10 分钟。

 功效解析 中医学上有句话：正气存内，邪不可干，就是说，若身体强健，便不受外邪（病毒）干扰。因此中医着重治本，一方面会用草药消炎解毒，另一方面会提升身体机能，增强免疫力。若只是消除感冒的不适而不增强体质，很容易又会再度受病毒入侵。因此经常感冒的人须加注意，他们身体虚弱，抵抗力低下，必须适当做些调理。

百部味甘苦，性微温。有润肺止咳、杀虫的作用，对外感风寒的感冒咳嗽，有镇咳祛痰的效果。西医认为，流感咳嗽等疾病是由病毒入侵引起的，百部有很好的抗菌、抗病毒作用，而在中医上并没有病毒这个概念，对于流感或感冒，一律统称为外邪入侵，因为病毒发源地不论是鼻黏膜或呼吸道，都属脏腑以外，因此称为外邪。也就是说，百部抵御外邪的作用很强。

现在的雾霾天气非常严重，各种有害物质在威胁着我们的身心健康，经常出现的一个疾病就是流感，常伴随着严重的咳嗽，让人痛苦不堪。这时候我们就要调整好自己的身体，让自己有一个最好的状态，让外邪无缝可钻。那么，上边的这个民间验方就很有效。

 生百部小毒，因此要选用制百部。

声音嘶哑低沉喝开音饮

 慢性咽喉炎、肺热导致的声音嘶哑、声调低沉、声质粗糙、失音等。

 石菖蒲5克，胖大海2枚，薄荷3克。倒开水一杯，趁热将这三味药加盖浸泡，10~15分钟后即可服用。

 如果咽喉有炎症，人们在说话的时候，声带振动既不对称，又不均匀，便会产生声音嘶哑的情况。这种情况多因咽喉热毒，或肺热内盛，在治疗上当以清利咽喉热毒、清泄肺热为主。胖大海性质寒凉，作用于肺经，长于开肺气、清利咽喉，并能清泄肺热，尤适于"开音治喑"。不论单用泡茶，还是配伍其他清热解毒、利咽的中药，都非常有效。中医上常用它来治疗发音忽然嘶哑伴有咳嗽、口渴、咽痛，或高声呼叫而致的声音嘶哑等症，在日常生活中就有很多人冲泡胖大海作为清肺利咽的保健饮品。

石菖蒲常绿而有光泽，气味芳香怡人，生命力强健，能够适应湿润隐蔽的环境，在现代有着不错的园艺价值。除此之外，石菖蒲的根茎也常常拿来作药用，功效颇好，能够化湿浊，有豁痰开窍、解毒驱邪的作用，自古以来就是劳动人民预防疾病的常用良药。

中医认为薄荷性凉味辛，有宣散风热、清头目、透疹之功，能够兴奋大脑、促进血液循环、发汗、止痒解毒、疏散风热。其含有的大量薄荷醇能刺激皮肤神经末梢感受器，先产生凉的感觉，继而有轻微的灼热感，缓慢地透入皮内，引起长时间的充血，而达到治疗作用。

 有一次汉武帝（刘彻）上嵩山，至山顶，忽然看见眼前一人，身高二丈，耳长垂肩，仙风鹤须，气度不凡。汉武帝急忙屈万驾之尊，上前施礼并问道："仙者是何方人士，怎么会来到这里？"只听此老者回答说："我是九嶷山中人也。听说中岳山（五岳之中，嵩山为中岳）山顶的石头上，生有一种草叫石菖蒲。此草一寸九节，吃了它可以长生不老。所以特地到这儿来采集它。"说完之后，突然不见了。

汉武帝刚听完老者的话就突然不见了人，心中顿时大悟，他对左右侍臣说："这个老者并不是自己想采食菖蒲，而是特意来告诉朕的。"这是古籍中记载的一段佳话，虽然纯属传说，但服食石菖蒲确实可以祛湿解毒、豁痰开窍，令人耳聪目明，对治疗声音嘶哑确有效。

 凡阴虚血燥、肝阳偏亢、表虚汗多者忌服。

嗓子化脓试试桑菊杏仁茶

表现症状　　咽喉有异物感、咽痒、灼热、干燥、微痛等，分泌物或多或少，但黏稠痰常附于咽喉壁，由于分泌物的刺激，可引起刺激性咳嗽，晨起用力清除分泌物时，甚至可引起干呕，炎症向下扩散到喉部，还会引起声音嘶哑，说话时费劲。

民间验方　　取桑叶10克，菊花10克，杏仁10克，冰糖适量。将杏仁捣碎后，与桑叶、菊花、冰糖共置保温瓶中，加沸水冲泡，盖盖子闷15分钟后，即可当茶水饮用，边饮边加开水，每天1剂。

功效解析　　桑叶是一种植物，用途较广，可以食用，也可以用来制作药物，世界最早的药书《神农本草经》中已记载了桑叶的药用价值。它味苦性寒，归肺经，能疏散风热，清肺润燥，多用于风热感冒，肺热燥咳，咽干喉痛，常与菊花、金银花等中药配伍，用于治疗肺热引起的咽喉疾病。

菊花是我国的十大名花之一，全国各地随处可见，品种多样，但它们的功效却都一样，能疏散风热，清肝明目，平肝阳，解毒，千家万户都经常用它泡茶喝，不仅能够清热祛火，还能增强人体对外邪的抵抗力。

杏仁大家肯定都吃过，很美味，一吃就停不下来，但它的很多药用价值你可能并不知道。对于有呼吸道疾病、肺病和经常咳嗽的人来说，吃杏仁可以有效地起到治疗的作用。杏仁之所以具有止咳的功效，源于它本身的苦味，中医认为苦能泄降，所以杏仁具有泄降肺气的作用，而咳嗽等多因肺气不能下行所致，杏仁能降气化痰，所以能防止咳嗽的发作。

不仅如此，杏仁在苦降的同时，还略带一点辛味，辛能行散，还略有一点开宣肺气的作用，正如张璐在《本经逢原》中说"杏仁入手太阴经，辛能横行而散，苦能直行而降"。所以杏仁既肃降，又横扩，使肺气郁闭之势得到缓解，对下气平喘有良好的效果。

此外，冰糖也是利喉的食品，它富含维生素A，能保护呼吸道上皮，预防呼吸道感染。滋阴润肺，祛除肺热，使人呼吸畅通舒适。对咽喉部有良好的湿润和物理治疗作用，有利于局部炎症治愈，并能解除局部痒感，从而阻断咳嗽反射。能稀释呼吸道炎症和分泌物的黏稠度，使之易咳出，有利于止咳和祛痰。

将上边的三味中药一块儿冲泡而成的桑菊杏仁茶，再加入适量的冰糖，真是人间美味，可以让大家在享受茶水的同时，又能悄无声息地将咽喉疾病消散掉。

 阳虚体质的人要慎用，容易损伤正气，越喝越虚，尤其是脾胃虚寒的人，多喝性寒的茶水还容易引起胃部不适，导致反酸。可见，用此茶来降火清热也是看对象的，不能千人一方。

善治咳喘的百合药饮

 主要为长期顽固性干咳，常常在吸入刺激性气味、冷空气、接触过敏源、运动或上呼吸道感染后诱发，部分患者没有任何诱因，多在夜间或凌晨加剧，有的患者发作有一定的季节性，以春秋为多。

 百合15克，麦冬10克，五味子10克，冬虫夏草10克，川贝6克。水煎服，每日1剂。

百合实际上是一味中药材，具有一定的养生和治病功效，我们今天暂不说它的美丽、高贵，单单来讲一下它的药用价值，其味甘性微寒，具有养阴润肺、滋补精血的功效，对于虚烦惊悸、精神恍惚等症状也有一定的调养功效。如果有经常喉咙干燥、咳嗽的朋友们，可以选择这味中药，它可以清热解毒，防止喉咙发炎。

麦冬能够养阴生津，润肺止咳，多用于肺燥干咳、虚劳咳嗽，津伤口渴，心烦失眠，内热消渴。

患有咳喘的病人，一般都会出现睡眠的问题，因为夜间咳嗽会加剧，这就需要有一味药来帮助睡眠，五味子就是这个角色，它具有安神的作用，用它来熬水喝，能够改善我们的睡眠质量。

冬虫夏草，大家都很熟悉，号称"软黄金"，经常有人提到它壮阳补肾的功效。事实上，从西医的角度说，它最大的功效是能够调节免疫系统的功能。它既能增加免疫系统细胞、组织数量，促进抗体产生，增加吞噬、杀伤细胞数量，增强其功能，又可以调低某些免疫细胞的功能，使之处于最佳状态。另外，冬虫夏草还有扩张支气管、平喘、祛痰、防止肺气肿的作用。现在天然冬虫夏草价格昂贵，可以用上品虫草与实体代替。

"川贝枇杷膏"是我们所熟知的中成药，能够治疗咳嗽、咽喉疼痛等疾病，而其最主要的组成物质就是川贝，可见川贝治疗咳喘的功效之好。

上边的这几味中药，既有同样的功效——止咳平喘，又有各自擅长的其他作用，将它们配合使用，是治疗咳喘的最佳方剂。

唐初政治家魏征十分孝顺，母亲患咳喘病多年，虽四处求医，但效果甚微，魏征心里十分不安。唐太宗李世民得知此事后，即派御医前往诊病。御医仔细望、闻、问、切后，开一处方，具体药物为川贝母、杏仁等，可这位老夫人却因药汁太苦而不肯服用。

第二天，老夫人说她想吃梨。魏征立即派人买回来，并将梨削去皮、切成小块送给老夫人，可老夫人却因牙齿多已脱落，不便咀嚼，只吃了一小片后就不吃了。

魏征心想，那就把梨片煎水加糖后让老夫人喝吧！没想到，老夫人喝了半碗后还舔着嘴唇说："好喝！好喝！"魏征见老夫人对梨汁非常喜欢，便在煎煮梨汁时顺手将一碗药汁（按御医处方煎的）倒进了梨汤中一起煎煮，为了避免老夫人说苦不喝，又特地多加了一些糖。

一直熬到三更，魏征也有些疲惫了，于是小睡了一会。谁知等他睁开眼睛揭开药罐盖时，药汁因熬的时间过长而成了糖块，魏征将糖块送到老夫人处，请母亲品尝，这糖块酥酥的，入口即化，又香又甜，老夫人很喜欢吃。魏征见老夫人喜欢吃，心里很高兴，于是他就每天给老夫人用川贝母熬的药汁和梨汁加糖熬成糖块。让人意想不到的是，老夫人这样吃了近半个月，不但食量增加了，而且咳喘病也好了。

这个故事中虽然着重描写的是梨汁，但真正发挥巨大治病功效的还是川贝母，而梨只是发挥辅助的作用。

另外，关于五味子，也有个美丽的传说。相传很早以前，长白山脚下一个不知名的村庄里有个青年叫苦娃，自幼父母双亡，靠给一个姓刁的员外放牛做杂活度日。这个刁员外根本不把苦娃当人看待，给他吃的是气味难闻的猪狗食，穿的是破烂不堪的补丁衣，就这样还常常挨饿受冻，稍有疏忽，便是一顿毒打。几年下来，苦娃积下了一身的病，骨瘦如柴，不成人样。而刁员外却对苦娃的病置若罔闻，不但不给苦娃治病，却每日还逼他硬挺着干活。眼看着苦娃的身体越来越差，夜深人静之时，他想起了过世的亲人，不禁痛哭流涕，只有默默地求告观音菩萨保佑自己。

一天，刁员外看苦娃的病越来越重，连走路都没有了力气，就派人把他拖着赶出了家门。将苦娃扔在很远的树林子边的草地上，筋疲力尽气息奄奄的苦娃昏昏沉沉地睡过去了。这时有一只喜鹊从远处飞来，衔着几粒种子，撒在苦娃身边的草地上。等苦娃一觉醒来，见周围长出了一株株小树，藤蔓相连葱葱郁郁，一串串红里透黑散发着清香的果子挂满枝条。苦娃正饿得难以忍受，见到果子喜出望外，便随手摘了一串塞进嘴里，只觉得甘、酸、辛、苦、咸五味俱全，非常爽口。他越吃越想吃，一气儿吃了半个多时辰，只觉得精神焕发，气顺心畅，一身的疾病也顿觉全无。苦娃的病竟然被这些野果子治好了。

自此，苦娃就在深山老林开荒种地，娶妻生子，过上了舒心的日子。每年的这一天他都不忘到这里祭拜这些神果树。后来，这些爬蔓的树所结之果其籽落地发芽长出新藤，新藤再结新果，数年后，"五味之果"长满了长白山脚下的沟沟岔岔，穷人们不管患了什么病。只要吃了五味果就百病消除。因这种果子具有"五种味道"，人们就将它取名为"五味子"。

 禁忌证　　风寒咳嗽及脾胃虚寒便溏者禁服。

经常口干咳嗽可喝百合沙参茶

 表现症状　　经常口干咽燥，干咳痰少，久咳不愈，咳嗽较甚，咳痰带血。

 民间验方　　百合 30 克，北沙参 15 克（亦可加款冬花 10 克），冰糖 15 克。水煎服，每日 1 剂。

 功效解析　　我国对百合的药用价值很早就有认识。《神农本草经》是我国现存最早的一部药物学专著，其中就有这样的记载："百合，味甘平，主邪气腹胀心痛，利大小便，补中益气，生川谷。"东汉末年，古代医药家张仲景在《金匮要略》的"百合病篇"中记述了百合的药用价值：清热解毒、润肺。

以后历经南北朝、唐、宋、明、清各代，在医学著作中，都有百合的记述。直到现在，中医仍常用百合入药，称百合有清肺润燥、滋阴清热、利湿消积、宁心安神、理脾健胃、促进血液循环等多种功能。

北沙参味甘，性微寒，入肺胃经，能养阴润肺，益胃生津，常用于肺胃阴虚所致的干咳少痰、咽喉干燥、痰中带血等症，明代著名药物学家李时珍评价北沙参有"清肺热，治久咳"的功效。

款冬花，性温，所以凡是因恶感风寒而引起的咳嗽痰多都可以喝款冬花茶来治疗。它所含的款冬二醇、蒲公英黄色素以及鞣质和挥发油等成分能抑制呼吸神经系统兴奋中枢，从而达到镇咳，祛痰，解除支气管痉挛、呼吸兴奋等作用。经常饮用款冬花茶，能润肺养神，对呼吸系统调理大有裨益。

冰糖在众多止咳药方中经常用到，在调味的同时，还有化痰止咳的作用。

咱们天天吃冰糖，可知道冰糖的来历吗？冰糖是一个小姑娘无意中制成的。相传清康熙年间，有一个名叫扶桑的姑娘，是四川内江的一个大糖坊主家的丫环。有一次，她趁主人不在舀了一碗糖浆正准备喝的时候，主人来了，扶桑连忙把糖浆倒进猪油罐，将它藏进柴堆里，又在上边放些谷糠掩盖住。过了几天，当扶桑捧出猪油罐时，罐里却长满了许多水晶般的东西，敲碎入口，坚脆而纯甜，其味道胜过白糖。扶桑把这一奇怪现象讲了出去，许多人如法炮制，因制出的糖形似冰，味如蜜，人们就把它称作冰糖。

风寒咳嗽及脾胃虚寒便溏者禁服。

润喉清肺盐浸橄榄有疗效

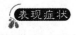

慢性咽喉炎引起的咽喉隐痛、不能说话，稍微多说几句，疼痛加重，黏痰增多，声音嘶哑，休声后疼痛减轻。

鲜橄榄果 6 枚，用刀将每个橄榄割 4 条纵纹，把细盐末少量纳入纹内，每次服 1~2 个，细嚼慢咽，每日 2 次。

此方具有清热生津利咽的功效，对慢性咽炎所致的咽部红肿、疼痛、声音嘶哑等症状有明显的缓解作用。说句实话，慢性疾病西药治标，中药治本，要想彻底解除咽炎引起的上述症状，还是用中药的方法比较好。

橄榄果又叫青果，能够利咽消肿，因为橄榄中含有大量鞣酸、挥发油、香树脂醇等，具有滋润咽喉、抗炎消肿的作用，《滇南本草》言其能治一切喉火上炎。另外，它还能生津止渴，橄榄味道甘酸，含有大量水分及多种营养物质，能有效地补充人体的体液及营养成分，具有生津止渴之效。

俗话说："一天不吃盐，吃饭不香甜；三天不吃盐，一身软绵绵。"盐是我们每天都要吃到的东西，它能让我们的每道菜都变得美味可口，没有它，我们的世界将失去味道，这是大家所共知的。然而有一点你可能不知道，那就是食盐也是有药用价值的！它性味咸寒，能够清热解毒、凉血润燥，用它来配合橄榄果来生吃，真是别有一番风味，关键是它对咽喉有益。

总而言之，民间的验方简单又实用，大家不妨拿来一用。

橄榄果和牛肉相克，不要一同食用。另外，市场销售的色泽特别青绿的橄榄果如果没有一点黄色，说明已经矾水浸泡过，为的是好看，最好不要食用或吃时务必要漂洗干净。

吸烟者干咳少痰炖服鲜橄榄

咳嗽，痰少黏稠难出，或痰中带血丝，或干咳无痰，咳甚则胸痛，鼻燥咽干，或咽喉痒痛，形寒身热，舌尖红、苔黄。

鲜橄榄果5枚，打碎，冰糖15克。同入锅加水300毫升，炖熟服用，每日3次。

中医学认为，肺为娇脏，不耐寒热，最喜清气熏蒸，最恶燥气炎逼。而香烟为热毒燥邪，长期吸烟，最易伤肺，燥热侵袭肺脏，致肺气宣降失司，肺气郁闭，火毒上熏，最终引起干咳少痰。在治疗方面，针对肺的生理功能和烟毒的病理特性，多以清热止咳、养阴润肺为法。

橄榄别名青果，它营养丰富，除鲜食外，还可加工成各种蜜饯、橄榄汁、橄榄酒、橄榄茶、清咽利喉药片等产品。此外，以橄榄为主料制作成的菜肴，已日益成为人们喜爱的一道美味佳肴。但这些都不重要，关键是它的药用功效显著。中医学认为，橄榄味甘酸，性平，入脾、胃、肺经，有清热解毒、利咽化痰、生津止渴、除烦醒酒之功，适用于咽喉肿痛、烦渴、咳嗽痰血等。

大部分抽烟者都有咳嗽干咳的情况，即使这样，他们还是照抽不误，完全戒不掉。那怎么办呢？每天炖服鲜橄榄果，就是很好的选择，可以有效地缓解咳嗽的情况。但告诉大家，抽烟是有百害而无一利，为了自己的健康，也为了家人（他人）不受二手烟的危害，最好不要再吸烟。

另外，橄榄的果肉内含有丰富的蛋白质、碳水化合物、脂肪、维生素C以及钙、磷、铁等矿物质，其中维生素C的含量是苹果的10倍，梨、桃的5倍，其含钙量也很高，且易被人体吸收，是世上不可多得的"保健品"。

冰糖加橄榄，是民间常用的止咳验方，二味合用重在养阴清热、润燥止咳，对吸烟、风热感冒引起的干咳少痰效果最佳。二味合用，既能祛邪，又能养阴止咳，对因耗伤阴津引起的干咳、久咳皆有疗效。

橄榄果不宜多服，脾胃虚寒及大便秘结者慎用橄榄果。

咽干咽痒咽痛用双根大海橄榄饮

 长期的咽部异物感、烧灼感，干痒或有轻微咳嗽、咽痛。患者吞咽功能正常，但空咽时不适感明显，过劳、多语、受冷、烟酒过度及精神刺激等可加剧症状。

民间验方 板蓝根 15 克，山豆根 10 克，甘草 10 克，胖大海 5 克，鲜橄榄 4 颗。上药共置保温瓶中，用沸水冲泡，盖盖子闷 20 分钟后即可当茶水频频饮用，也可加水煎煮后，倒保温瓶中慢慢饮用，每天 1 剂。

功效解析 近年来，慢性咽炎已成为常见病多发病之一，不仅老年人多发，青少年发病率也有增长的趋势。各种鼻病及呼吸道慢性炎症，长期张口呼吸及炎性分泌物反复刺激咽部，以及烟酒过度、旅途疲劳、空气污染、有害气体刺激、过敏体质或全身性慢性疾病使身体抵抗力下降等，都可引发。天气突变、空气干燥时是本病的高发期，因此要特别注意预防。

板蓝根颗粒是我们生活中经常接触到的中成药，当咽喉不适、感冒发烧时，大部分人都会冲泡一些来服用，可见人们对它的主要功效是有一定认识的。对于体质燥热的人群来说，很难避免咽喉上火、发炎的症状，板蓝根能清热解毒、凉血利咽，有效祛除人体毒素，提高人体免疫能力，抗御细菌、病毒的感染，保持阴阳平衡。

山豆根配板蓝根，号称"二根"，板蓝根苦寒，消热解毒，凉血利咽；山豆根大苦大寒，清热解毒，消肿止痛，专治咽喉疾病。二药相配，相互促进，清热解毒、清利咽喉的力量增强，主治热毒蕴结、咽喉肿痛、牙龈肿痛。

甘草本身就有止咳、治疗咽喉肿痛的作用，加上它消毒杀菌的功效，在此方剂中与其他几位中药配伍，真是相得益彰。

咽喉肿痛多因咽喉热毒，或肺热内盛，在治疗上当以清利咽喉热毒、清泄肺热为主。胖大海性质寒凉，作用于肺经，长于清利咽喉，并能清泄肺热，故非常适用于治疗咽喉肿痛。不论单用泡茶，还是配伍其他清热解毒、利咽的中药，都非常有效。

胖大海的名字很有意思，总会让人联想到一个一个胖墩墩、有点呆的老实人的样子，最让人惊奇的是，把它放到热水里，一会儿就变得膨胀起来，跟海绵似的，真成了一个"胖大海"。事实上，它确实很"敦厚朴实"，经常为我们所用，让我们受益。其味甘性凉，入肺、大肠经，具有清肺热、利咽喉、解毒、润肠通便之功效，特别适合咽喉疾病患者服用。而橄榄果亦是清热利咽的上品。

关于板蓝根清热解毒的功效，有这么一则传说故事。据说，东海龙王和南海龙王在从天宫返回龙宫的路上，看见人间尸首遍野，又惊又疑。经打听，原来是瘟疫流行造成的。如果不控制，还会蔓延到海里去。两位龙王急了，连忙商量对策。

南海龙王有一儿子叫青金龙。他听说要到人间去除病灭害，激动不已，发誓不除掉瘟疫，决不回龙宫。龙王十分高兴，便派他去与东海龙子协力同心，灭除瘟疫。

东海龙王的小龙孙紫银龙得知消息，便蹦蹦跳跳来到龙王面前，硬要龙王爷答应他随青金龙叔叔到人间去。龙王爷正愁找不到龙子去人间（因为龙子正忙于别的事务），便一口答应了。

青金龙与紫银龙辞别老龙王，扮作郎中模样，来到人间。两叔侄先到药王菩萨那里取了神药种子，遍地撒播，又教人们细心管理药苗。不久，药苗发育茁壮，长得像湖边芦苇一样茂盛。两叔侄教人们用这种药苗的根煎水给患者服用。

这种神药居然具有奇效，患者一个个迅速康复。于是，人间无论男女老少，都把青金龙和紫银龙奉若神灵，待若上宾。叔侄俩深受感动，决定永留人间，专心防治瘟疫。

转眼到了八月十五。晚上，叔侄俩来到海边，双膝跪地，叩谢龙王的养育之恩。然后，携手没入海边神药丛里，变成了两种特别苗壮的药苗。人们知道这药苗是龙子龙孙两叔侄变的，便把它叫做"龙根"，后世医家们著书时把它改称为"板蓝根"。

故事中的瘟疫是很恐怖的传染性疾病，治疗主要是给予清热解毒类药物服用，而板蓝根就是最好的选择。当然，以它清热解毒、凉血利咽的功效来治疗肺热、炎症引起的咽喉疾病也是不在话下。

另外，关于胖大海也有个传说。传说在古代，有个叫朋大海的青年人，经常跟着叔父坐船从海上到安南（今越南）大洞山采药。大洞山有一种神奇的青果能治喉病，给喉症病人带来了福音，但大洞山上有许许多多毒蛇猛兽出没，一不小心就会丧命。朋大海很懂事，深知穷人的疾苦，他和叔父用采回来的药给穷人治病，少收或不收钱，穷人对大海叔侄非常感激。

有一次叔父病了，大海一人到安南大洞山采药，几个月都不见回来，父老乡亲们不知出了什么事。等叔父病好了，便到安南大洞山了解缘由。叔父回来后说："据当地人传说，去年有一个和我口音相似的青年采药时，被白蟒吃掉了。"大海的父母听了大哭，邻友们跟着伤心流泪，说他为百姓而死，大家会永远记住他，便将青果改称"朋大海"，又由于大海生前比较胖，也有人叫"胖大海"。

禁忌证　　脾胃虚寒者慎用此方剂，因其苦寒伤胃，易带来一系列胃肠道反应，引起胃痛、畏寒、食欲不振等症。尤其是儿童，脾胃功能尚未健全，更容易引起消化不良等症。上边的这几味中药，本来毒副反应很小，但是用的时间长了，吃的数量多了，就会积"药"成疾，酿成后患。

过敏性哮喘良方苏叶灵芝茶

 喉中有轻度哮鸣音，咳痰清稀色白，面色苍白。

 苏叶10克，无柄赤灵芝6克，厚朴3克，茯苓10克（以上均可从中药店购买）。上药加水煎30分钟后，分2~3次服。每日1剂，连饮1周。

 中医认为，过敏性哮喘多由肺脾肾三脏虚弱、又受到风邪侵袭所致，止喘宜采用疏风宣肺、健脾益肾的方法。

苏叶可宣肺、降气，对咽喉部有良好的湿润和物理治疗作用，有利于局部炎症治愈，并能解除局部痒感，从而阻断咳嗽反射。能稀释呼吸道分泌物的黏稠度，使之易咳出，有利于止咳和祛痰。另外，苏叶含有多元酚类物质，抗过敏效果较好，对过敏性哮喘有治疗作用。

俗话说"诸药为各病之药，灵芝为百病之药"，无柄赤灵芝有润肺止咳、补益脾肾、扶正化痰、清心养阴、补中益气、安神利尿的功效。

厚朴以苦味为重，苦降下气，消积除胀满，又下气消痰平喘，既可除无形之湿，又可消有形之实满，为消除哮喘的要药。

古语有云："茯苓淡而能渗，甘而能补，能泻能补，两得其宜之药也。"它药性平和，既能扶正，又能祛邪，古人称之为"四时神药"，因为它功效非常广泛，还不分四季，将它与各种药物配伍，不管寒、温、风、湿诸疾，都能发挥其独特功效。然而，它的化痰作用尤甚。

 传说唐宋八大家之一的苏辙年少时体弱多病，夏天因为脾胃弱而饮食不消，食欲不振；冬天则因为肺肾气虚而经常感冒、咳嗽、多痰。请了许多大夫，服了许多药物也未能根除。直到苏辙过了而立之年，他向人学习养生之道，练习导引气功，经常服用茯苓，一年之后，以前多年的疾病竟然消失得无影无踪。

从此后，他便专心研究起药物养生来，并写了《服茯苓赋并引》一文。文中写道："服茯苓可以固形养气，延年而却老者。久服能安魂魄而定心志，颜如处子，神止气定。"由此可见，在很早的时候，人们就已经知道用茯苓来治疗咳嗽、感冒等疾病了。

 　　孕妇要在医师指导下服用。

补虚润燥蜂蜜葡萄膏

 　　取鲜葡萄汁 500 毫升，蜂蜜 250 毫升。先将葡萄汁以小火煎熬浓缩至黏稠如膏，然后放入蜂蜜，再次加热至沸腾，关火冷却后装瓶备用。食用的时候，每次取出来 1 调羹，以温水化开代茶饮用。

 　　蜂蜜被誉为大自然中最完美的营养食品，富含多种矿物质、维生素，常食可延年益寿。中医认为蜂蜜味甘，入脾、胃二经，能补中益气、润肠通便，可以增强人体免疫力，是补虚润燥的绝好滋补品。秋冬季节，每天临睡前 30 分钟喝一杯温蜂蜜水可以有效防止感冒，缓解咳嗽。

葡萄玲珑剔透，口味甜美，中医认为葡萄味甘微酸、性平，具有补肝肾、益气血等多种功效。《神农本草经》说多吃葡萄可以令人健壮，抵御风寒。现代医学证实直接饮用葡萄汁有抗病毒的作用。蜂蜜和葡萄搭配，补益气血，润燥止咳，而且味道甘甜滋润，是让人吃一口就忘不掉的美味膏方。

服用禁忌　　膏方甜腻，糖尿病患者忌饮。

清热凉血地藕葡萄膏

使用方法　　生地黄 250 克，葡萄汁 250 毫升，鲜藕汁 250 毫升，蜂蜜 100 毫升。将地黄洗净，加水浸泡 30 分钟，然后加热煎煮。每煮 20 分钟就取生地液一次，共取三次。三次的地黄液合并后再以小火煎熬浓缩，随后加入葡萄汁、蜂蜜和鲜藕汁，直至熬至黏稠状，冷却成膏后装瓶备用。每天食用 1 调羹，服用时温水化开饮用，每日 2 次。

功效解析　　地黄清热养阴，滋阴凉血，此外还具有止血功效，对治疗肺阴虚内热引起的口干舌燥、喉咙发痒、咳痰带血有不错效果，《神农本草经》把地黄列为上品。

莲藕和地黄的功效一样，但性平，药力更加温和，能开胃清热，滋补养性，是妇孺童妪、体弱多病者上好的流质食品和滋补佳品。

葡萄汁性味甘、酸、平，能养肺润肺，蜂蜜补益气血，滋阴润燥。诸药凝炼为膏，非常适合秋季感受燥邪引起的口干、咽干、咳痰带血等燥热症状。

美丽传说　　在古代生地黄是非常名贵的中药，据说唐朝时，有一年黄河中下游一带暴发瘟疫，很多老百姓因此丢了性命。当地的县太爷便到神农山药王庙祈求神佑，结果药王给了他一株根块大而短，形状像山萝卜的草药。并称此药为"地皇"，因为是天上的玉皇大帝所赐。药神还告诉他，神农山北草洼有许多这种药。县太爷就命人上山去采挖，用此药解救了当地百姓。瘟疫过后，百姓们把它引种到自家农田里，因为它的颜色发黄，便把地皇叫成地黄。

其实地黄还有一个名字叫"地髓"，意思是这个植物能吸收地气之精髓，而且只要种过地黄的土地第二年就寸草不生，因为营养物质全被它吸走了，必须等到至少八年后才能再种，所以在古代地黄就显得特别的珍贵。

生地性寒，脾胃虚寒泄泻者不宜使用，糖尿病患者不宜使用。

止咳平喘柿饼姜蜜膏

使用方法　柿饼、鲜姜、蜂蜜各 100 克，柿饼切碎，鲜姜去皮切丝，将二者共捣如泥后放入瓷碗中，再兑入 100 毫升蜂蜜，搅拌均匀。最后入蒸锅中蒸两个小时即成。服用时不用开水冲，直接食用，每次服 1 调羹，早晚各 1 次。

功效解析　柿饼是金秋季节老百姓喜欢的干果，老百姓喜欢吃柿饼不单单是因为它肉质甜霜，主要是它具有清热生津、止咳平喘的药用价值，特别是气候干燥的陕西地区，至今仍保留着金秋时节晒柿饼的传统。《本草纲目》中记载："柿乃脾、肺血分之果也。其味甘而气平，性涩而能收，故有健脾涩肠、治嗽止血之功。"

鲜姜是厨房里常见的调味品，其味辛辣，而正是这种辛辣的特性，使它可以化痰止咳、温中止呕。民间有句俗话说"男子不可百日无姜"，姜是助阳之品，可以补肺益气，使人身强体健，不咳不喘。蜂蜜甘、平，归肺、脾、大肠经，补中而润燥，既能补气益肺，又能润肺止咳，对于虚劳咳嗽、气喘无力者非常适用。

美丽传说　相传生姜是神农氏发现并命名的。一次，神农氏在山上采药，误食了一种毒蘑菇，肚子疼得像刀割一样，吃什么药也不止痛，就这样他晕倒在一棵树下。等他慢慢苏醒过来时，发现自己躺倒的地方有一丛尖叶子青草，香气浓浓的，闻一闻，头不晕，胸也不闷了。原来是它的气味使自己苏醒过来的。于是，神农氏顺手拔了一兜，拿出它的块根放在嘴里嚼，又香又辣又清凉。过了一会儿，肚子里咕噜咕噜地响，泄泻过后，身体全好了。他想这种草能够起死回生，我要给它取个好名字。因为神农姓姜，就把这尖叶草取名"生姜"。意思是它使自己起死回生，作用神奇。

服用禁忌　不宜与猪肉、鹅肉、螃蟹共同食用，易引起腹痛、呕吐、腹泻等症状。糖尿病及消化不良患者不宜食用。食用柿子易形成肾结石，一定要饭后食用。

呵护咽喉黏膜用鸡子清茶

厨房诀窍　选新鲜鸡蛋一个，取出蛋清，加点冰糖后用筷子搅拌成泡沫状备用。随后取 5 克绿茶叶，加 500 毫升水煮沸后将茶水冲入蛋清沫中，每天入睡前趁热喝完。鸡蛋清又叫鸡子清，因此这道茶又叫鸡子清茶。

功效解析　小时候喉咙肿痛上火，母亲就会沏一碗鸡蛋茶，加点冰糖，滴点香油，既解馋又祛火。鸡蛋茶是民间祛火的老偏方，鸡蛋能祛火是因为鸡蛋清性微寒，具有清热解毒、润肺利咽的作用。用气味清香的绿茶水冲鸡蛋清，每晚喝一碗，可以使饱含优质蛋白质的鸡蛋清一直附在喉咙处，滋润咽喉。就像为咽喉黏膜穿一层保护套，能使在雾霾天奔波一天后出现的喉咙干燥和声音沙哑等症状在熟睡中得到明显改善。

 患有腹泻、肝炎、肾炎、胆囊炎及胆结石的人应忌食，婴幼儿不宜吃鸡蛋清。

润嗓除烦玄麦甘桔汤

 玄参12克，麦冬12克，桔梗12克，甘草6克。开水冲服，代茶饮。

 玄参为咸寒之品，质润多液，功能滋阴降火、解毒、利咽，所以玄参为喉科常用之品，尤其以治虚火上炎者为佳。《本草正义》记载："玄参，禀至阴之性，专主热病，味苦则泄降下行，故能治脏腑热结等证。"

麦冬，甘凉、微苦，功能滋阴生津、润肺止咳，主治热病伤津、口渴咽干、肺热咳嗽。

桔梗归肺经，功能宣肺祛痰，利五脏，补气血。现代药理证实桔梗具有祛痰镇咳、消炎消肿的临床疗效。

甘草是中药界的"和事老"，能调和诸药，增强药性。

此方不但能滋阴生津、润肺止咳，而且麦冬和桔梗还有安神的作用，除却心中烦躁。天气燥热的时候，不但喉咙不舒服，心里也会烦闷不安，所以常喝玄麦甘桔汤，可以边润嗓子，边舒畅心情，导游、教师、司机等经常用嗓的朋友不妨一试。

饮用禁忌　方中多寒冷能滑肠的药物，所以脾胃虚寒、食少便溏者慎用。

厨房里的 "止咳药" 蜂蜜生姜萝卜饮

泡茶诀窍　取新鲜白萝卜 500 克、生姜 30 克、蜂蜜 30 克，将白萝卜、生姜分别洗净，晾干，切成薄片后一同放入榨汁机打碎，最后加入蜂蜜饮用。风寒咳嗽者热服，风热咳嗽者冷服。

功效解析　俗话说"冬吃萝卜夏吃姜，不用医生开药方"，萝卜和生姜都是厨房里的常备食蔬，而且还是老百姓眼中的保健明星。记得以前过年做萝卜大肉馅饺子，母亲总会把最后留下的萝卜汁让我们喝下，既能祛火又能止咳。中医认为萝卜性凉，能清热生津，润肺化痰、祛风涤热、平喘止咳，可谓百病皆宜。在民间，白萝卜有"小人参"的美誉。

生姜性温，属于发散药，能发汗解表、温肺止咳。有时候邪气郁结在肌表透不出来怎么办？用生姜的辛散之功，把门打开，让邪贼自己出去，这一招在中医上叫"开鬼门"，鬼门即是汗孔。现代研究证实，生姜能使血管扩张，血液循环加快，促使身上的毛孔张开，进而把体内的病菌、寒气一同带走。同时，生姜本身也有消炎、止咳的作用。萝卜和生姜同用，再加蜂蜜调味，这一定是一杯非常受大家喜爱的"止咳糖浆"。

饮用禁忌　本品性凉的萝卜和性温的生姜药性中和，药力平缓，无特殊禁忌。

声音嘶哑喝蜂蜜银耳百合饮

主　　治　　口干咽燥，声音嘶哑，便秘便干。

厨房诀窍　　取银耳 10 克，用清水泡发 12 小时，放入碗中，加冰糖 20 克、百合 10 克，放入蒸锅隔水炖 1 小时，拌入蜂蜜，即可食用。

功效解析　　银耳被历代皇家看做是"延年益寿之品""长生不老良药"，同时也被百姓称为"平民的燕窝"。它既有补脾开胃的功效，又有益气清肠的作用，还可以滋阴润肺。另外，它还含有丰富的天然胶质，具有美容润肤的功效。

很多人都认为百合太苦，不好吃，但懂得养生知识的人都知道，百合虽然苦，但却是养生的佳品，经常吃还可以润肺。同时，它还可以帮助大家养心，稳定情绪。雾霾天气下，我们的心情总会或多或受到影响，此时多吃点百合，不仅可以消解抑郁，还可以治疗失眠。另外，百合还可以促进人体的新陈代谢功能，帮助人体排出毒素。

如果平时大家注意的话，就可以看到很多咳嗽药中都含有蜂蜜，因为它有润肺、润喉、祛痰的作用。另外，它还有助消化、美容等作用，可以说是集万千益处于一身。

食用禁忌　　孕妇及脾胃虚寒、腹泻的人不宜饮用，如果你是外感风寒、咳嗽有痰时，不要服用。当然，这个饮品含糖量较高，糖尿病患者也要禁食。

雾霾天补体佳品黄花鱼炖豆腐

主　治　中老年人体质虚弱、失眠、头晕、食欲不振，同时能预防心血管疾病。

厨房诀窍　取黄花鱼 750 克，卤水豆腐 750 克，豆瓣酱、葱姜蒜、八角、干红辣椒各少许。将黄花鱼去鳞、内脏和鳃，洗净控干。鱼身双侧打花刀，豆腐切大块，葱切段，姜切片备用。起油锅，油温热时，下入葱姜蒜、八角和干红辣椒爆香。放入两勺豆瓣酱小火炒出香味。加鱼加水，水要没过鱼身，大火烧开。调入料酒、糖和醋，继续中火炖煮至汤汁过半。添加豆腐和适量盐，继续用中火炖煮，至汤汁基本收干，调入味精，撒上葱花即可出锅。

功效解析　鱼和豆腐都是人们日常喜欢的食物，将二者搭配来吃，不仅具有营养互补的作用，还有一定的防病、治病功效。为什么呢？因为鱼和豆腐中的蛋白质都是不完全的。豆腐的蛋白质缺乏蛋氨酸和赖氨酸，这两种成分在鱼肉中却较为丰富；鱼肉的蛋白质苯丙氨酸含量较少，但豆腐中含量较多。二者搭配可取长补短，达到最佳的食疗效果。

我们知道雾霾天气下，太阳光见得少，人们对钙的吸收也不多，黄花鱼炖豆腐这道菜刚好是补钙的佳品。豆腐中含有大量的钙，但单独食用，吸收效果不好，而黄花鱼中含有丰富的维生素D，它具有一定的生物活性，可大大提高人体对钙的吸收率。

食用禁忌　黄花鱼是发物，哮喘病人和过敏体质的人应慎食，也不能与中药荆芥同食。

止咳化痰萝卜炖牛肉

咳嗽、痰多、腹胀停食、腹痛等症。

取牛肉 500 克，白萝卜 200 克，料酒、盐、葱、姜、油适量。将牛肉洗净切块，萝卜切块。油锅烧热，倒入牛肉块煸炒片刻，烹入料酒炒出香味，盛出待用。砂锅中加入适量热水，放入葱、姜、料酒烧沸，倒入牛肉煮 20 分钟，转小火炖至牛肉熟烂，加盐调味，放入萝卜块炖至入味，即可出锅食用。

制作前，将牛肉先在锅中用小火煮一下，味道会更香，另外萝卜块在干锅里翻炒一下，煮起来更容易烂，且外表完美，不容易碎，入口即化。

牛肉享有"肉中骄子"的美称，它富含丰富蛋白质，氨基酸的组成比猪肉更接近人体需要，能提高机体抗病能力。同时，牛肉有补中益气、滋养脾胃、强健筋骨、化痰息风、止渴止痰的功效。

白萝卜号称"小人参"，有消食、化痰定喘、清热顺气、消肿散瘀之功能。当你出现喉干咽痛、反复咳嗽、有痰难吐等上呼吸道感染症状时，多吃点爽脆可口、鲜嫩的萝卜，不仅开胃、助消化，还能滋养咽喉，化痰顺气，有效预防感冒。

同时，萝卜中含有丰富的芥子油和膳食纤维，可促进胃肠蠕动，有助于体内废物的排出。雾霾天气下，各种有害物质的吸入，难免会引起脏腑气机失调，胃肠功能也会下降，这时候吃白萝卜，再好不过了。"牛肉炖萝卜"这道菜肴不仅美味，而且还可治病防病，是餐桌上不可多得的佳品。

食用禁忌 牛肉为发物，患疮疥湿疹、瘙痒者慎用。同时，高脂血症、老年人、儿童、消化力弱的人不宜多吃，单次不超过50克为宜。由于萝卜有下气和消滞的作用，所以脾虚泄泻者应慎食或少食。

利咽佳肴凉拌牛蒡

主　治 风热感冒，咳嗽，咽喉肿痛。

厨房诀窍 取牛蒡根300克，胡萝卜100克，先将胡萝卜洗净去皮，切丝。牛蒡刮去外皮，洗净切丝，泡入滴有白醋的水中。锅中水烧沸，撒少许盐，将牛蒡、胡萝卜分别煮熟，捞出过冷水。然后，将这两种食材放入碗中，撒少许盐、白糖拌匀，吃之前浇上米醋和熟芝麻即可。

功效解析 牛蒡是我国古老的药食两用的蔬菜，有疏风散热、宣肺透疹、解毒利咽的作用。明朝时，李时珍就已经掌握了它的食疗功效，常用于治疗咽喉肿痛。另外，牛蒡的纤维可以促进大肠蠕动，帮助排便，降低体内胆固醇，减少毒素、废物在体内积存，进而预防中风等疾病的发生。

　　胡萝卜是一种质脆味美、营养丰富的家常蔬菜，中医认为它可以补中气，健胃消食，壮元阳，安五脏，对消化不良、久痢、咳嗽等症有很好的疗效。另外，胡萝卜中还含有丰富的维生素，可以降低人体内的胆固醇，降低心血管疾病的发生率。

食用禁忌 牛蒡属于寒凉之品，有滑肠通便作用，因而不可久服，脾胃虚寒、容易腹胀腹泻的人更应忌食。

润肺小菜凉拌菌冠

厨房诀窍　将菌冠（银耳）温水中泡发1个小时，然后焯水沥干，撕成条块状，随后将银耳装入容器中放适量盐、白醋、糖、香油等调拌均匀，最后盛盘，放入几叶香菜点缀，一碟润肺小菜就做成了。

功效解析　北方人有饭前吃开胃凉菜的习惯，特别是炎热的夏季，在外边奔波一天口干舌燥，坐下吃饭肯定没有胃口，怎么办？这时饭前几味应时的小菜就起到开胃先头兵的作用，驱除体内的暑热，以起到增强食欲的作用。夏季气温高，容易伤肺津，导致口渴心烦，咽痛舌干，此时我们不妨借助于具有滋阴润肺功效的"食药同源"之物来做一道即开胃又润肺的小菜。

银耳，有"菌中之冠"的美称，是夏季应时食蔬，在古代是名贵的滋补佳品，历代皇家贵族都将银耳看做是延年益寿之品。所以，这道美味也叫凉拌菌冠。在中医中，银耳味甘、性平，归肺经和胃经，能滋补生津，润肺养胃，夏季食用既补脾开胃，又滋阴润肺。此外，银耳还具有极高的营养价值，含有蛋白质、脂肪和多种氨基酸、矿物质。能美容、能减肥、能促进生长发育、能提高人体免疫力，功效非常全面。所以在炎热的夏季，饭前一碟凉拌银耳，是值得大家品尝的佳品。

食用禁忌　切勿食用霉变的银耳，而且进食时应细嚼慢咽，切不可囫囵咽下，不然块大的银耳经胃肠液浸泡会慢慢膨胀，易堵塞肠腔引起肠梗阻。

春季养肺凉拌美芹

选鲜嫩芹菜 250 克、酱油 20 毫升、精盐适量、香油数滴。先将芹菜清洗干净，撕掉老筋，然后切成小段。烧一锅水，水开后放入一小勺盐，倒入芹菜段焯一下，之后再捞出撒上精盐拌匀，最后浇上酱油，滴数滴香油即可食用。另外，凉拌芹菜时最好不要放醋，因为醋会破坏芹菜的营养结构。

芹菜是春季的应时蔬菜，翠绿鲜嫩，清香可口，可热炒、凉拌，食用方法众多，古人称赞为"菜之美者"。因此这道佳蔬又叫凉拌美芹。春季气温回升，天气干燥，不但皮肤干，喉咙也干，人们常常会感到口干舌燥、气喘心烦。而芹菜性凉，味甘，能清热解毒，润肺滋阴。春天应时的蔬菜本来就少，而芹菜是不可多得的既能让人食欲大增，又能清热养肺的佳蔬，所以大家一定要珍惜，好好利用一番。

芹菜性凉质滑，故脾胃虚寒，脾虚泄泻者应少食。

家用型 "金嗓子喉宝" 醋卤鸡蛋

选鸡蛋 2 个，食醋 200 克。鸡蛋用清水洗净，放入锅中加上醋同煮，10 分钟后取出鸡蛋（火不用停），将鸡蛋剥皮后再放入食醋中煮 10 分钟左右即可。最后，把鸡蛋连同食醋一起服下。

鸡蛋人人都吃，但说起它的药用功效，想必知道的人没有几个。中医认为，鸡蛋性平，味甘，可补肺养血，滋阴润燥，同时它还有清肺利咽的作用。家中老人都知道，喉咙上火、嗓子喑哑的时候，生喝鸡蛋清就能迅速止痛降火。这个办法虽然效果不错，但现代医学证实，生鸡蛋清本身含有多种细菌，不适合人们直接饮用。年轻力壮的小伙子吃了倒也无所谓，但老人小儿吃了就会拉肚子，得不偿失。所以，我们不妨采用醋卤鸡蛋这个更加安全有效的办法。

　　另外，醋在这里可不是简单的调味品。醋性温味酸，酸在中医理论中具有收敛固涩的作用，具有消肿止痛的效果。喑哑患者常伴有不同程度的咽喉黏膜及声带充血、肿胀、疼痛，醋与鸡蛋同煮，恰好可以有效减轻患者的这些不适，对鸡蛋清肺利咽起到协同作用。

　　熬制后的食醋虽然喝着不好喝，但是它含有大量的氨基酸和有机酸，能加快体内过多的脂肪消耗，还可以消化身体吸收的糖和蛋白质，让新陈代谢顺利进行，对减肥、利尿、降血脂都有不错效果，是非常亲民的保健养生食品。

　　其实醋的出现完全得益于一场"美丽的失误"，是杜康酿酒时阴差阳错所得的结果。相传，一向下料如神、一粒米不多半粒饭不少的酿酒鼻祖杜康，在一次酿酒时不知犯了什么迷糊，原料用多了，蒸好的米粒拌曲入缸后，还剩不少。于是，他就顺手将废弃的原料放入一只已不再作酿酒的小缸内。之后，他就把这件事忘记了。

　　不知过了多长时间，杜康偶然经过此缸时忽然闻到一股香甘酸醇的特殊气味，他好奇地走近小缸，伸手指沾指一尝，虽然不是一般的酒味，但给人另外一种鲜美爽口的特殊感觉。他心想这东西虽然无法饮用，但味道酸醇，让人食欲大增，如果用来拌菜和煮汤，应该也是不错的选择。于是他就唤来徒儿们，用它干拌了一盆黄瓜，又煮了一盆鲫鱼汤。弄好后大家一尝，无不拍手齐声叫好。但这又酸又甜又微苦的家伙叫它什么好呢？杜康略为沉思后说道，这"小酒"是入缸后第 21 天的傍晚（即古称之"酉时"）被发现的，不妨就称之为"醋"吧。众徒一听又是一阵拍掌称妙。于是"醋"名就这样敲定了。至今一些民间小作坊和农家自酿米醋，仍遵第 21 日酉时开缸揭盖出醋的古制。

后来，古人在食用醋的过程中逐渐发现它还具有很大药用功效，能理诸药、散水气、消肿痛、祛邪毒。现在中药材在制作过程中还保留着用醋炮制的传统，汉代医圣张仲景在《伤寒论》等著作中，就有"少阴病，咽喉生疮，不能言语，声不出者，苦酒汤主之"的记述。文中苦酒汤主要原料就是米醋。所以，对于声音嘶哑不能言语者，口含一口浓醋也可起到治疗效果。

 此法不适用于因声带小结、息肉等器质性病变所致的喑哑，同时胃酸分泌过多的朋友也不宜尝试此法。

第
五
篇

清嗓护肺日常护理效验方

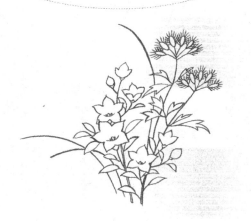

一、记住以下七点，
就能肺壮人强

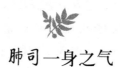

肺司一身之气

中国传统文化认为："天地，一气也。气分阴阳，阴阳冲气以为和，和气生万物。"

万物都有自己的气，气无形无色，但却主宰万事万物的发展规律。古人认为，天有三宝"日月星"，人有三宝"精气神"。天地有正气，人亦有一身之。气就像树木的根，人一旦变老就会气血亏损，正气不足，归其原因就是气数萎缩，当一身之气耗尽时人也就一命呜呼了。

人想要健康地生活，一时一刻也离不开气。人体内部脏腑器官的机能运行都需要气的推动，气就像发动人体这台机器的燃料，有了气的推动作用，人的脾胃消化、血液运行、心脏搏动、大脑思维等等功能才能协调平衡。比如说人的大脑，大脑有大约145亿个脑细胞，为了使这些脑细胞正常活动，需要无时无刻地摄入氧气，如果氧气供应中断，大脑的活动就会停止。同时，一身之气能够起到护卫全身肌表的作用，就像金钟罩铁布衫，能够帮助人体防御外邪的入侵，让我们身体健健康康，不容易生病。

而气从何来，又如何为身体所用，这就不得不提肺。肺司一身之气，肺是人体内外气体交换的场所，《素问·阴阳应象大论》中就有"天气通于肺"的记载。肺在一呼一吸之间，将自然界的清气吸入体内，将身体内的浊气排出体外，所以中医有"诸气者，皆属于肺"的认识。

此外，气进入人体后要井然有序，不能在体内乱窜一通，不然就乱套了。而肺宣发与肃降的功能就是一身之气的指挥棒、司令官。肺气的宣发作用，能向上向外宣发卫气于皮毛肌腠，以温分肉，充皮肤，肥腠理，司开阖，将代谢后的津液化为汗液，并控制和调节其排泄。肺气的肃降作用，能将吸入之清气与谷气相融合而成的宗气向下布散至脐下，濡养脏腑以资元气。肺的宣发和肃降相互制约、相互为用，宣发与肃降协调，则呼吸均匀通畅，百病不生。若功能失调则出现胸闷鼻塞、恶寒发热、呼吸不畅、胸闷喘咳等症。

肺既然对人体这么重要，那它应该像博物馆的珍宝一样被各种先进的防护系统严密保护，但事实恰恰相反，肺是人体最脆弱的器官，中医有句话叫"肺为娇脏"，肺由于所处的特殊位置和生理机能导致最容易受到外来有害物质的侵害，所以养肺护肺对人体健康的意义尤为重大。

生活中怎样做才能把肺养得棒棒的呢？我个人觉得最主要的就是锻炼，积极参加运动，促进肺部血液循环，是加强肺功能最有效的方法。

早年我在北京中医药大学求学时，由于沉浸于学业，户外运动较少，有一段时间身体很差，经常感冒发烧。当我意识到自己是肺卫不固时，便开始每天抽出一定时间做体育锻炼。经常是晚餐1小时后，慢跑30分钟再去图书馆看书。坚持了两个多月，身体素质大大提高。

适当运动可以增进肺的功能，这是因为锻炼时肌肉活动产生的二氧化碳会刺激人体的呼吸中枢，使呼吸频率加快，肺容量加大，与此同时呼吸肌和呼吸辅助肌也得到了锻炼。通过锻炼，人不但拥有健硕的身体，还会有强健的肺脏，所以锻炼是养肺的第一步。生活中大家可以根据自身条件，选择合适的运动，如慢跑、爬山、踢毽子、跳绳、练功、舞剑等增强自己的肺功能。只有肺功能强大了，一身之气才会充足。

在古代，道家最推崇人体之气，为什么他们有"我命在我不在天"的豪言壮语，就是因为只要保养好一身之气便能长命百岁，这句话虽然听起来轻妄，但道理却是实实在在的，"肺强百病消"，要想身体不生病，就得先把肺脏养得棒棒的。

肺要润

让我用一个字形容北方的秋天，那就是"燥"。中医讲天人合一，在干燥的气候环境下，人体的津液也会耗损严重，发生"旱灾"。特别是肺脏，"燥易伤肺"，肺为清虚之体，喜清润而恶燥热，秋季燥气当令，燥邪极易侵犯人体而耗伤肺之阴津，出现咽喉发痒、干咳无痰、口燥暗哑等"干燥症"。

这几年雾霾天气越来越多，每到入秋，我门诊上因为咽喉发痒或干痛来看病的患者比平日都多将近三倍。

秦先生是我的老病号，同时也是实验中学的一位教师。作为天天用嗓的教师，对付咽喉发痒、干痛或咳嗽等症状自然有自己的绝活，而秦先生的绝活就是含润喉片。不过，令秦先生苦恼的是，含润喉片这个方法只在春夏两季管用，如果秋季用了不但症状不会减轻还会加重。我告诉他，秋季出现喉咙发痒干咳是由于肺脏缺水，而润喉片一般起到清热解毒、消炎杀菌的作用，它是通过收缩口腔黏膜血管，从而减轻炎症水肿和疼痛。所以，用它来对付咽喉炎、扁桃体炎等咽喉疾病还绰绰有余，但如果在干燥的秋季服用，不但润不了喉，还会使黏膜血管收缩、黏膜干燥破损，加重病情。

天气干燥的时候，肌肤需要补充水分，肺脏更需要补充水分，这个时候我们不妨采取滋阴润肺的方法，把肺养得"水嫩水嫩"的，这样喉咙、鼻子、口腔便不会干巴巴的了。

于是，我给秦先生推荐了最为经典的润肺食疗方"冰糖雪梨羹"。取雪梨1个、陈皮3克、冰糖6克。雪梨对半切开，陈皮用沸水浸软后与冰糖一起下炖盅，加凉白水250毫升，加盖隔水炖约2小时后便可食用。秋梨性寒味甘，能润肺清心、生津止咳、润燥化痰。陈皮性温味苦辛，能泄能散、理气燥湿。冰糖甘寒，润心肺，泄大小肠热。合而为羹汤，理气健脾，补气化痰，润肺清心。隔一个月后，再问起秦先生的病情，他说自从每日坚持服一碗冰糖雪梨羹后，嗓子再也没有出现过不适症状。

当然，冰糖雪梨羹是大家耳熟能详的润肺法，生活中润肺的方法还有很多很多。比如最为简单的"以水养肺"，水能滋润万物，任何润肺方法都不如喝水来得直接有效。在气候干燥的秋季，每天喝水 2000 毫升以上的水才能保证肺和呼吸道足够湿润。因此，我建议大家每天在清晨和晚上各饮 200 毫升水，白天两餐之间再各饮水 800 毫升左右，这样肺脏就会得到水液充足的滋润。

在充足水分补充的前提下，我们还可以食用具有滋阴润肺功效的食物，比如：甘蔗、秋梨、百合、蜂蜜、猕猴桃、荸荠、银耳、柿子等。这些水果可以直接食用，也可以根据个人喜好做成药膳。比如百合蜂蜜汤：用新鲜百合 50 克泡洗干净，与蜂蜜 30 克一起煎汤，每日 1 次服用，可以润肺止咳，润肠通便；川贝炖秋梨：新鲜秋梨 2 个，川贝 5 克打粉，加水共同炖服，可以滋阴清热，化痰止咳；百合小米粥：百合 50 克，小米 100 克，煮粥食用，每日 1 次，可以温润补肺。在这本书中，我们提供了很多类似于这样的食疗药膳润肺法，供大家实际操作和食用。

中医自古就有"肺主行水""肺为水之上源"的说法，肺就像是人体内部上游的大坝，调节着下游的用水量，上至头面诸窍，外至全身皮毛肌腠都要靠肺濡润，一旦肺受到燥邪的侵犯，就会使水液代谢失调，身体各部缺乏水液濡养，不但鼻子、喉咙、嘴唇干燥，就连皮肤也变得粗糙无华，所以生活中我们要及时给肺补充水分，把肺养得"水嫩水嫩"的。

肺中有热要会清

有个词叫"玩火自焚"，火，既是精灵又是魔鬼。就比如咱们平日里炒菜吧，如果火候适当就能烹饪出一道美味佳肴，如果火力过猛，那这盘菜可能就炒煳了。火虽然能为人们带来益处，但稍有不慎就会引火伤身，所以中国人特别讲究对火候的控制。

在自然界中，火就是阳气，阳气过亢就会生成火邪。而肺居于五脏最高的地方，最先受到煎熬。此时的肺脏就像是那锅中的食材，火候一大肺中的津液就炒煳了、熬干了，出现面颊红赤、口干舌燥、喉咙肿痛、咳嗽痰稠等"上火"症状，中医讲这是"热伤肺络"。

肺中有热就要清，中医祛火的药有很多，大家比较熟悉的可能就是黄连、绿豆、栀子、菊花、芦根、石膏粉等等。可是用药如用兵，两军作战虚虚实实，肺热您真的会清吗？

秦老太前些日子感冒治好之后，咳嗽却一直未消，而且喉咙干痒，口热干燥，晚上睡觉的时候身体烦热难受。她心想这不明摆着是"上火"了嘛，听别人说生绿豆碾碎泡水喝最去火，于是，秦老太从厨房里找出些绿豆碾碎后连泡了两茶杯。谁知这不喝不要紧，绿豆茶进肚的当天晚上就开始拉肚子，晚上盗汗不止，第二天肺中的"火"好像越烧越旺，嘴上连出几个大水泡（口腔溃疡），赶忙来医院求治。

我听了秦老太的情况后告诉她这是清错火了。绿豆是清热泻火药不假，但是性寒，特别是生绿豆，药力更猛，泻火的同时容易伤阴。如果是肺中实火，倒也无妨。但秦老太久咳不愈，干咳无痰，失眠盗汗，明显是虚火，是阴津亏虚，虚火内扰。于是，我给秦老太开了一付滋阴降火的清燥救肺汤，秦老太吃了1周，肺火就清完了。

现代年轻人生活节奏特别快，工作压力大，加上不注意补水，经常上火，口腔溃疡、牙龈疼痛。了解些日常用药知识的便去药店买一些牛黄解毒片、牛黄清火丸、牛黄上清丸等等，但这些药物有时起作用，有时候反而会加重病情。这主要是没有搞清楚是实火还是虚火。实则泻之，虚则补之。如果是虚火就不能用冰，而要用水，即滋阴的药物，清火的同时还能滋润，不伤正气。

对于肺实火来讲，它的症状比较好辨认，首先是咳嗽吐痰，咳嗽声大，痰液浓稠为黄色，咽喉肿痛，大便秘结。对于肺虚火来讲，首先是一个虚证，多为久咳不愈，或者是病后咳嗽不止，咳嗽声微，少痰或无痰，时时喝水仍不觉解渴，晚上烦热盗汗。上的是虚火，应该服用养阴清热的药物，如知母、百合、雪梨、川贝等，通过滋阴的办法来降火。实火才能服用清热泻火的药。而牛黄、生绿豆、石膏、栀子都是泻实火的药，如果虚火患者服用了反而会使阴虚更虚，虚火更盛。

肺主悲经常大笑有益处

一个人的情志和身体五脏联系密切，"五脏主五志"，肝、心、脾、肺、肾，分别对应的是怒、喜、思、悲、恐。五种情志适当，则利于身心健康，如果情志太过就会损伤与之对应的脏器。比如说生气的时候两胁疼痛，这是因为怒伤肝；忧思的时候不思饮食，这是因为忧困脾；恐惧的时候小便失禁，这是因为恐伤肾。而肺脏对应的情志是悲，忧为肺之志，一个人情志郁闷，精神不振，必然导致肺气不利，表现为唉声叹气、胸膈满闷、气微声低，这就是因为悲伤肺，过度悲伤会引起意志消沉，损伤肺气。

大家都熟悉《红楼梦》中的病美人林黛玉，林黛玉自小就身患肺疾，吃了各种名贵药材都治不好。《红楼梦》描述说："黛玉每岁至春分秋分之后，必犯咳嗽。"从中医的角度讲，黛玉的这种咳嗽就是一种由于自身体质和悲伤的情志刺激所导致的，其病根就是她多愁善感的性格。生活中悲伤肺的例子也有很多，比如一个经历丧子之痛的母亲往往会因为悲伤哭泣而导致失音，这就是因为过度的情志宣发把肺气耗损完了，这在临床上称之为癔症性失音。

俗话讲"攻心为上"，情志病可谓是杀人不见血。据《美国科学院学报》刊登的一项研究表明拥有快乐与悲伤两种心情的人群在死亡率上差35%。所以，养肺的一项很重要任务就是养好自己的心态。

"忧伤肺，喜胜忧。"肺在志为忧，过度悲忧会伤肺损肺，而喜能克忧，所以养肺最宜笑口常开。"笑则气缓"，笑不仅能缓解生活中的紧张气氛，还能缓解身体内的紧张气氛，心情舒畅了，悲哀的情绪自然也就被抑制住了。

上个月，我曾治疗过一个姓苏的女士，苏女士43岁，经常感冒咳嗽，药不能停，一停病情就复发。后来我详细询问了她的病史，原来她去年和单位一个科的同事竞聘主任落选后一直闷闷不乐，心情不好。忧思伤肺而使肺失宣降，药物只能缓解表现出来的症状，而不能解开心中的结。后来我就开导她，告诫她要保持愉快的心情，多听一些笑话。她听了我的建议，经常在网上听相声，结果这病慢慢地竟然被"笑"没了。

笑能宣发肺气，调节人体气机的升降，消除疲劳、驱散抑郁、解除烦闷。特别是清晨锻炼时，听一些高兴的事乐一乐，顺应早晨阳气升发的特性，能使脏腑气血调达，对身心健康都非常有益。笑一笑，十年少，不论面对生活的困难，还是环境的凶恶，我们不妨都以笑面对。

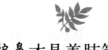

护鼻才是养肺第一步

咱们平常呼吸氧气都是通过鼻子，而吸入的氧气最终都进入肺脏，鼻子就像是肺脏的门户，所以中医有"肺为鼻之窍"的说法。

《灵枢·脉度》篇指出："肺气通于鼻，肺和则鼻能知香臭矣。"肺主呼吸，鼻为呼吸出入之门户，鼻要发挥正常的通气和嗅觉功能，必须依赖肺气协调。这一点理解起来并不困难，生活中如果我们外感风寒，感冒发烧，鼻子不透气，则呼吸就会不畅利，嗅觉也会变得不灵敏。

鼻子是肺的外窍，就像是城门，外邪入侵首先侵犯的就是鼻腔，鼻腔是肺脏的第一道防线，如果这道防线破了，外邪就会长驱直入侵扰肺脏。

我曾治好过一个 8 岁的鼻炎患儿，这个孩子过敏性鼻炎的病史长达 3 年之久，对冷空气过敏，气温一降他准鼻流清涕，喷嚏连连，鼻塞鼻痒，吃了很多药也只是能缓解症状，不能从根本上解决问题。从中医上讲这就叫"肺卫不固"，人体体表有一层卫气护卫，特别对鼻子来说，卫气就像是看门的士兵，如果士兵平常疏于训练，临阵时自然溃不成军。

所以，我在接诊这个孩子后，在原有药物治疗的基础上加了一些护鼻的方法。常做鼻按摩，每天坚持用手指轻擦鼻梁两侧 24 次，从上往下轻刮鼻梁 10 次，按摩鼻尖 24 次。再者，平常勤用凉水洗脸，这样可以增强鼻部血液循环，有助于强鼻护鼻，抵御感冒。果真，只是几个小小的动作，就彻底治愈了这个孩子的鼻炎，再也不怕冷空气侵扰了，因为寒邪走到鼻腔部位，就被鼻子挡在门外了。

古代形容雄关狭隘的时候，常说"一夫当关万夫莫开"，而鼻子就处在这样一个关键位置，只要我们守得严实，就能以一当千，谁来也不怕。所以说，护鼻是养肺的第一步，养肺先护鼻。护鼻如何护，中医方法有很多。

首先保证鼻腔要"润"，坚持每天早晚用冷水洗脸，并对鼻腔内部进行适当冲洗。在干燥的季节，还可以涂抹香油或橄榄油，起到润滑鼻腔，减轻炎症的作用。对于鼻腔黏膜已经受损的患者，还可以用棉签蘸凡士林或红霉素眼膏涂在鼻黏膜上，再捏鼻 3 ~ 5 次，既可湿润鼻腔，又可帮助修复受损的黏膜及纤毛。

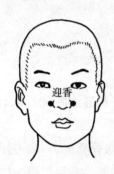

此外，鼻子既然是御敌的要地，我们平常就要多训练，多刺激，防止鼻子懈怠。可以选择按摩的手法推拿鼻梁：用右手食指指面放在鼻尖处，以顺时针和逆时针方向交替揉动，由鼻尖向鼻根，再由鼻根往鼻尖揉，上下来回揉动，反复 20 ~ 30 次。用手指或弯曲拇指的指节背部揩擦鼻旁两侧，自迎香至鼻根部，再按揉上迎香。对于戴眼镜的人更要经常按摩鼻根。鼻根长时间被眼镜压迫，容易造成血循不畅。用拇指与食指轻轻捏起鼻根可以促进血液循环。

总之一句话，就是"鼻梁要勤推，鼻根要勤擦，鼻翼要勤拿，鼻孔要勤捏"。这就像是部队里操练士兵的要诀，大家得空时一定要时时操练，只有养兵千日方能用兵一时。

养肺应多吃白色食物

现代人越来越重视保养自己的身体，作为医生，我也很想把自己所知道的养生知识分享给广大朋友。可是养生涵盖人们的衣、食、住、行各个方面，不论哪一个方面拎出来单独来讲，都能出一本百科全书。就拿饮食这件小事来说吧，专家们立足于不同角度讲出的道理千差万别，作为普通老百姓听的时候感觉很过瘾，但事后这些知识能准确记住并消化运用的就不多了。

今年冬天发生的一件事情就曾让我感触颇深。赵大娘是一位老慢支患者，经常在冬季出现咳嗽、咳痰症状。今年一月份连着几周雾霾不散，赵大娘的症状有所加重，常常感觉呼吸困难，气短喘息。肺气升降不利在中医属于肺气虚损，于是我在为她开了一些常规治疗药物之余，又建议她多食用一些能补养肺气的食物。

我给赵大娘推荐了许多滋润肺脏的食物，可是赵大娘年纪大了，记性不好，我在门诊上给她说了那么多，回到家后她只记住了萝卜和雪梨，其他的全忘完了。无奈，第二天大娘再次跑到医院问我。当时我就想，中医有"五色应五脏"的理论嘛，白色入肺，养护肺脏多吃白色食物就可以了，这一句话的事我何必说的那么复杂。

于是，我便问赵大娘平常饮食中哪些食物是白色的。经常和茶米油盐打交道的赵大娘，对这个问题自然不陌生，什么大米、白芝麻、白萝卜、冬瓜、竹笋、花菜、藕、豆腐、梨、银耳、荔枝、百合、荸荠、白果、莲子等等，一股脑给我说了二三十个。我满意地告诉她，这些都是养肺的食物。

在中医养生理论中，根据五行理论，把自然界五味（酸、苦、甘、辛、咸）、五色（青、赤、黄、白、黑）与众多的事物属性联系起来。人生活在天地之间，是整个物质世界的一个组成部分，应和大自然融为一体，人体五脏与大自然的五色有着密切的关联。五色应五脏，而白色则是对应肺脏，中医养肺应多吃白色的食物。

肺为娇脏，喜润而恶燥，而白色的食材大多都富含水分，利于"补水"，能滋阴润燥，有温肺养肺、清肺抑火的作用。比如百合，味甘，性微寒，能润肺止咳，宁心安神。银耳味甘性平，能生津润肺，益气活血。雪梨润肺止咳，消痰降火，为"百果之宗"。

我总结的能够滋润肺脏的白色食材大致为：高丽菜、白花椰菜、白萝卜、菇类、白木耳、甘蔗、水梨、洋葱、薏仁、茭白、冬瓜、竹笋、山药、莲子、莲藕、百合、牛奶等，这些都是生活中比较常见，且容易得到的食材。

中医讲药补不如食补，一个人的肺气强弱与饮食习惯也有很大关系，吃得好，吃得对，肺才能有力气，所以肺气虚弱的朋友不妨先从吃饭这件事做起吧。

通便化痰可以排毒养肺

中医治法中有一项叫"脏病治腑"，就是脏器上出了毛病，通过给六腑用药也可以达到治疗的效果。这是因为中医治病讲究整体观念，人体是一个有机统一的整体，不是靠零件拼凑起来的机器，五脏和六腑之间存在非常密切的关系。

肺为脏，大肠为腑，一个用来呼吸空气，一个用来消化食物。空气和食物是人体生命离不开的两样东西，而作为掌管这两项工作的主管，业务上自然免不了有所交叉。

中医认为肺与大肠相表里，肺为"相傅之官"，主气；大肠为"传导之官"，运化水谷。大肠运化水谷的动力需要肺气提供，肺气的宣发肃降正常的前提是大肠畅达。如果肺气有热，则循经传导给大肠，引起便秘。如果腑中热积，也会上行于肺，造成肺热咳嗽，喉咙肿痛。因此在临床上，便秘、肛门肿痛和咳嗽、咽喉肿痛的"上火"症状，几乎是同时出现的。

这其实就给我们治病提供了一个思路，即上病下治，脏病腑治。肺脏有邪气，我们通过顺通大肠的方法排毒养肺。

曹女士的儿子前一段一直咳嗽连连，喉咙沙哑疼痛，买了几瓶止咳糖浆，喝进肚子里不起一点效果。我为她儿子一把脉发现是滑脉，提示大肠有热。随后，我又问了二便情况，她儿子说小便短赤，大便干结，肛门灼热。经过详细了解，原来是前几天空气干燥，小孩子又不爱喝水，连吃几天干燥辛辣的食物后，大肠热炽气滞，循经灼伤了肺络。大肠的实热不清，你再给肺用清热的药也只是扬汤止沸，不起作用。

我给曹女士儿子开了一些消食通便的药物，孩子拉几次大便后就再也不咳嗽，喉咙的火也自然熄灭了。

俗话说"千防万防家贼难防"，侵犯肺脏的邪气，一部分是来源于身体外部，一部分便来自于身体内部，而肺脏的家贼就是大肠，人们在饮食上的稍不注意，就很有可能导致后院起火。肺与大肠就好比是夫妻，肺主外是丈夫，大肠主内是妻子，一个家庭的和谐与否主要看妻子能否把家务事打理好，如果家里一团乱麻，给丈夫忙上添忙，那丈夫能不气得上火嘛。为什么食积便秘的孩子容易咳嗽感冒，其实就是这个道理。

所以，如果肺中的热一直清不掉，我们不妨换一个角度想问题，曲线救国，通过服用消食通便的药物或食材，来为肺脏排毒降火。

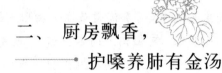

二、 厨房飘香，
—— 护嗓养肺有金汤

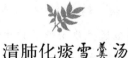

清肺化痰雪羹汤

厨房诀窍　　准备大肥嫩的荸荠250克，海蜇皮60克。荸荠除去嫩芽，削去外皮，切成薄片；海蜇皮放入清水内浸泡，换去几次水，以便除净咸味及沙子，切成丝。将荸荠、海蜇同入锅内，旺火烧开后，改用文火炖至海蜇熟烂，放入盐、味精调味即成。一次或分次服下。

功效解析　　雪羹汤系著名的食疗古方，为清代名医王士雄所创，方子用海蜇、荸荠两味食物调制而成。荸荠鲜甜可口，可作水果亦可作蔬菜，可制罐头，可作凉果蜜饯，它既可生食，亦可熟食。荸荠色丽而形美，故历代文人墨客为其绘画咏诗甚多。其实，它不但营养丰富而且尚有极高的药用价值。中医认为荸荠性甘味平，有清热止渴、清肺化痰、养阴生津的作用，可用于热病伤津、口渴食少、便赤便秘、肺热咳嗽等症。

"头戴鸡冠花，身穿荷叶装。吃吃大海水，处处勿居家"说的就是海蜇，它早在一千六百多年前的晋代已经开始被人们食用，可见它确实是一道美味。可人们或许还不知道，海蜇其实也是一种食补佳品，它具有清热解毒、化痰软坚、降压消肿等功效。海蜇的营养价值也很高，食之可以补碘，还能扩张血管，降低血压，对防治动脉粥样硬化也有一定功效。另外，海蜇还适宜醉酒后烦渴者食用。即使是您没喝醉，酒足饭饱之余，作为宴席的最后一道爽口解腻小菜，凉拌海蜇皮也不失为一种科学上乘的选择。

总而言之，将荸荠和海蜇放在一块儿做出来的雪羹汤，"能消痰食而不伤正，可滋阴血而不留邪。"就是说它性味平和，无毒副反应，不会伤害人体的防卫生理功能，却能起到滋阴补血，消除不正常痰滞积瘀等病害，确具有扶正祛邪、补而不腻、滋而不滞的特点。

另外，这个雪羹汤含有人体所需的多种物质，如蛋白质、氨基酸、碳水化合物、钙、磷、铁及维生素 B、C，茨酸、胆碱等成分，有提高呼吸道免疫功能的作用。

现在的雾霾天气越来越多，很多细小的颗粒物，甚至细菌都会吸入人的呼吸道，人们很容易出现肺热咳痰的症状，这个时候提高自身的免疫力很重要，常喝雪羹汤就是很好的选择。即便是呼吸道真出问题了，比如说经常痰多咳嗽，雪羹汤同样有治疗的效果。

食用禁忌　雪羹汤虽有保健治病功用，但在应用中也要辨证施食，脾胃虚弱或虚寒者、肝功能不全者不宜食用。

嗓子干疼喝猪肤汤

厨房诀窍　准备猪皮 500 克，糯米粉 15 克，蜂蜜 30 克。先把猪皮切成小块儿后用水煮猪皮，猪皮煮烂后去渣，加入糯米粉及白蜜，熬香，和匀饮服。猪肤汤的制作要诀：猪肤用白皮，去毛，从内刮去肥肉，令如纸薄。

功效解析　俗话说，猪身全是宝，猪皮宝中宝。这句话一点也不假，它不但美味，而且有很大的药用价值。中医认为，猪皮味甘、性凉，有滋阴补虚、清热利咽的功效。白蜜甘寒养阴，阴液得复则虚火自降，白米粉甘缓和中，能扶脾止痢。故本汤具有养阴润燥、和中扶脾之功效，凡因阴虚火浮、脾不健运而引起的咽痛、心烦、下痢者，皆可饮用。比如说出现手脚心发热，想喝水又喝不多，还经常伴有腰膝酸软、口干、咽燥的患者。

此外，猪肤汤还有活血、补血、止血和滋润肌肤的功效，对人体有很多好处。雾霾天气咄咄逼人，一天比一天严重，我们的咽喉和皮肤是直接的受害者。如果你正受着慢性咽炎的折磨，那就试试猪肤汤吧。

吃猪皮的食谱很多。如清《随息居饮食谱》中有一种猪皮的吃法，值得一提："杭人以干猪皮煮熟，刮去油，刨为薄片。暴躁以充方物。名曰：肉鲊，久藏不坏。用时以凉开水浸软，麻油、盐料拌食甚佳。猪肤甘凉，清虚热，治下利、心烦、咽痛。"这是原文中的记载，可见人们对于猪皮的吃法是多种多样，但都注重一点，那就是猪皮清热利咽的功效。

食用禁忌　猪肤汤中的辅料有白蜜，它的营养成分比较复杂，葱和蜜同食后，蜂蜜中的有机酸、酶类遇上葱中的含硫氨基酸等，会发生有害的生化反应，或产生有毒物质，刺激胃肠道而导致腹泻，所以不要放葱。另外，这个方子适合阴虚型咽炎患者服用，肺胃实热上攻之咽痛者不宜饮服。

嗓子干痒咳嗽喝鸭蛋薄荷汤

厨房诀窍　取鸭蛋 1～2 个，新鲜薄荷 30 克，食盐、味精适量，先将沙锅内加入适量水，烧沸后打入鸭蛋，煮至半熟时，放入鲜薄荷、食盐、味精，再煮片刻即可食用，每天 1 次，连服 7 天。

功效解析　俗话说：鸡蛋养脾胃，鸭蛋养肺肾。鸭蛋性味甘、凉，具有滋阴清肺的作用，入肺、脾经。有大补虚劳、滋阴养血、润肺美肤等功效，适应于病后体虚、燥热咳嗽、咽干喉痛、腹泻痢疾等病患者食用，特别是患有肺热咳嗽、咽喉肿痛的病人，吃起来效果更好。另外，鸭蛋中含有丰富的人体正常运转所需要的蛋白质成分，身体虚弱的病人吃鸭蛋还可以滋补身体，调整虚弱的体质。

薄荷对上呼吸道感染也有明显的止咳、消炎和抑菌作用。

鸭蛋薄荷汤从中医上来讲能清肺祛热，从西医上说能够杀菌消炎，两者相辅相成、共同作用，对咽喉疾病很有效果，特别是嗓子干痒痛。咽喉本来就很脆弱，是我们人体最容易出问题的部位，以前尚且如此，现在加上肆虐的雾霾，让我们的咽喉变得更加不堪一击，各种咽喉疾病接踵而至。面对这些病痛，我们不能束手无策，记住，鸭蛋薄荷汤既营养美味，又滋润咽喉。

美丽传说　从前，江口剡江畔有一对捕鱼为生的夫妇，一天船里笼中的花鸭子生了一个蛋，丈夫对妻子开玩笑说："我看你不如这只鸭子，我给它吃把食，它就还我一只蛋。"说者无心，听者当真，妻子不乐，从此生病卧床不起，还一直咳嗽。这样，丈夫既要撑船捕鱼，又要烧饭煎药，忙不过来，忘了喂鸭子，后来丈夫索性把鸭子放在芦苇滩里，到傍晚才把鸭子关进鸭笼。

第二天一早丈夫打开鸭笼放鸭时，发现笼里有只特大鸭蛋，心里非常高兴，他把蛋打碎，发现里面有两个蛋黄。丈夫把这个蛋放上白糖烧好给妻子吃，妻子吃了一大碗蛋汤，病就好了。这个故事讲得很神奇，但其也是有依据的，其中妻子的病能好，得益于鸭蛋滋阴养肺、大补虚劳的作用。

 　　食后气滞及脾胃虚寒者忌食，有胆囊炎、高血脂、动脉硬化及脂肪肝者也应忌食。另外，鸭蛋与甲鱼、李子、桑葚相克，在服用鸭蛋薄荷汤的时候，应当避免再吃这些食物。

慢性咽喉炎喝麻油蛋汤

 　　取鸡蛋1个，麻油适量。将鸡蛋打入杯中，加麻油搅匀，冲入沸水约200毫升，趁热缓缓饮下，以清晨空腹为宜。

 　　鸡蛋对人体健康有很好的保健作用，当然家鸡蛋效果更好，它性味甘、平，归脾、胃经，可补肺养血、滋阴润燥，用于气血不足、热病烦渴等，是扶助正气的常用食品。蛋白还具有清热解毒、利咽润肺、滋养肌肤的功能，可用于咽喉肿痛、中耳炎、外感风热所致声音嘶哑等。鸡蛋清虽然对喉咙痛治疗效果好，但很多人不习惯鸡蛋的腥味，这个汤中加入适量的麻油，刚好可以遮去它的腥味，同时芝麻油能增强声带弹性，使声门张合灵活有力，对声音嘶哑、慢性咽喉炎有良好的恢复作用。

　　很多老年人因怕血脂高而不敢吃油，而芝麻油具有浓郁香气，食用少量不仅能弥补"餐中无油"的缺憾，还可起到软化血管等特殊保健功效，对消化功能减弱而又患有咽喉疾病的老年人来说，是个不错的选择。当然，这个汤中的油一定要用100%的芝麻油，诸如芝麻调和油之类的油效果都不好。

现在的年轻人，早上起床总是不吃饭就往单位赶，而这个时候也正是雾霾最严重的时候，加上咽喉整整一个晚上没有受到水分的滋润，难免会出问题。这个麻油蛋汤，做起来简单快捷，味道香美，还能填饱肚子，更为关键的它除了能够润泽咽喉外，对慢性咽喉炎还有治疗作用，可谓是一举多得。

美丽传说　相传，老子李耳青年时便志向远大，他游历列国，博览群书。一日，李耳来到宋城（今河南省商丘市）求学，住在一家客栈之内。由于多日奔波劳累，加之营养不良，终于一病不起。虽然有店家夫妇帮助请医抓药，精心照料，李耳的病情却不见好转，终日少气无力，茶饭不思。

一个阳光明媚的日子，李耳感觉稍好了一些，就挣扎着起了床，扶着墙走到客栈的后院里晒太阳，忽然闻到一股异香扑鼻，不觉精神一振，食欲顿时大开。李耳顺着香味找寻，穿过后院的小门，来到另一个小院子里，一位须发皆白面色红润的老人正坐在石板边吃饭，香味就是从那里传出来的。

李耳咽了口唾液，来到老人面前，深施一礼道："老人家所食何物？竟如此异香扑鼻！"老人赶忙放下碗箸起身还礼，说道："小老儿一向是粗茶淡饭，没有什么特别的东西，只是在青菜中加了一点胡麻油而已。"

"胡麻油是何物？"李耳继续问道。

"小老儿少时从军，曾西征到过波斯胡国，波斯胡人喜食一种用胡麻种子磨出来的油料，据说常吃可以补五脏，益力气，长肌肉，填脑髓，延年益寿。"老人说。

老人请李耳也来尝尝，李耳就接过老人拿来的碗筷，夹了些青菜送入口中，顿觉满口清香，神清气爽，胃口大开，连病都似好了一大半。

一阵狼吞虎咽之后，李耳打着饱嗝心满意足地放下碗筷，老者在一旁捋着胡子笑着说："既然公子喜欢，小老儿就送一瓶胡麻油给公子如何啊？"

李耳赶忙起身，整理好衣冠，对着老人深施一礼说："授人以鱼不如授人以渔，恳请老人家赐些胡麻种子给李耳如何？晚辈家乡穷苦人众多，很多人体弱多病，我想把这些种子分给众乡亲，也让他们身体都好起来！"

"哈哈哈哈"，老者捻冉大笑曰："孺子可教也。"

老者转身从茅屋内拿出一个小布袋子递给李耳，李耳双手接过，深深一揖到地，等他抬起头时，老者竟然已经失去了踪影！待他四处找寻的时候，忽听半空中传来老者的笑声："哈哈哈哈，李耳，我乃南极仙翁是也，见你有仙缘，今日特来度你，你且带胡麻种子回去，交给乡里种植，待收获后榨出香油，造福乡亲们吧！"

李耳跪在地上，向空中拜了三拜，朗声说道："请仙翁放心，李耳一定不负所望！"

几天后，李耳大病痊愈，告别了店家夫妇，带着胡麻种子回到了自己的老家，把种子分给了周围的乡亲，并教授他们如何种植和榨油。麻油从此就成了当地的特产。关于胡麻，究竟是不是现在的芝麻，已经不可考，不过这个方子里，用胡麻油或是芝麻香油均可。

食用禁忌　　麻油蛋汤虽好，但忌吃多。鸡蛋是高蛋白食物，如果食用过多，可导致代谢产物增多，同时也会增加肾脏的负担，一般来说，孩子和老人每天吃1个，青少年及成人每天吃1~2个比较适宜。同时，鸡蛋中含有大量胆固醇，吃鸡蛋过多会使胆固醇的摄入量大大增加，造成血胆固醇含量过高，引起动脉粥样硬化和心、脑血管疾病的发生。另外，在煮汤的时候，不要放白糖。鸡蛋和白糖同煮，会使鸡蛋蛋白质中的氨基酸形成果糖基赖氨酸结合物，这种物质不易被人体吸收，对健康会产生不良作用。

过敏性鼻炎喝辛夷花鱼头汤

厨房诀窍　准备辛夷花 12 克，白芷 10 克，鱼头 1 个，生姜 3 片。先将药材用纱布包好，食材分别用清水洗净，鱼头去鳃，放入油锅煎至微黄，铲起然后放入以上药材，加入 2500 毫升的清水，用武火煲沸后再改为文火煲 1 个半小时，最后下鱼头滚约 10 分钟，放适量盐和香油便可食用。

功效解析　鼻子痒、打喷嚏、流清涕、鼻塞是过敏性鼻炎的常见症状。中医认为，虽然过敏性鼻炎的症状表现在鼻子上，但主要病机却是身体整体营卫不固，说白了就是保护人体抵抗外邪的气场减弱了，特别是与一身之气关系密切的肺、脾两脏出现了虚损。肺气虚寒，则出现鼻塞，鼻痒，喷嚏频频，清涕如水。脾气虚弱则畏寒怕风、嗅觉迟钝、鼻涕清稀。

辛夷花性温味辛，归肺、胃经。芳香通窍，其性上达，外能祛除风寒邪气，内能升达肺胃清气，善通鼻窍，为治鼻渊头痛、鼻塞流涕之要药。现代研究认为它有镇静、镇痛、麻醉、抑制过敏反应、抗病原微生物等作用，用于治疗各种鼻炎、感冒头痛效果颇佳。辛夷花量大价廉，普通药材都有售卖，其绒毛光滑均匀者为上品。

白芷辛温，入肺、脾、胃三经，也具有祛风止痛、通鼻窍的作用，同时有镇痛效果，可以缓解因鼻炎引起的头痛。"联蕙芷以为佩兮，过鲍肆而失香"，白芷在古代常作为香料使用，芳香特甚，能使人神清气爽。名医李杲赞曰："白芷，疗风通用，其气芳香，能通九窍，表汗不可缺也。"

以辛夷花配白芷煲鱼头，有祛风散寒、宣通鼻窍的功效。过敏性鼻炎属风寒犯鼻、阵发性喷嚏反复发作，鼻流清涕而色白质稀等情况服食颇为适宜。

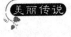

美丽传说　　辛夷，心旷神怡。关于辛夷宣肺通窍还有一段美丽的传说。相传很久以前有一位姓秦的秀才，得了鼻孔流脓水的怪病，经常鼻塞不通，浊涕常流，腥臭难闻，人人见他都避而远之，连自己的妻子儿女都刻意回避他。他求了不少名医，用过不少药物，但总不见好转。身体上的折磨加上心理上的摧残，让他内心非常苦恼，逐渐产生了轻生的念头。

一日，他跑到山谷中准备在一棵古树下自缢求死，却被过路的樵夫遇见。樵夫问明缘由后告诉他说："我知道此山中有一种药可治此病。"秦秀才忙问药名，并拿出银两酬谢。樵夫笑笑说："老夫认柴不认钱，救人一命值几何？心成意肯香扑面，活命自不惧坎坷。"说着用手往深山一指，就走了。

秦秀才按照樵夫的指点，攀援到深山中寻找，终于发现一种花树，叶茂花大，香气四溢。他采了一些花蕾，煎水连服数天，果真痊愈。他高兴异常，又采了一些种子，精心种在自家院子里，以此树的花为得与他相同疾病的人医治，皆得奇效。别人问他这药是什么名字，他想了想，觉得这药是樵夫暗言指点，自己意会所得，所以就叫"心意花"吧。天长日久，就成了后世的"辛夷花"。

食用禁忌　　辛夷花性温，所以口干喉燥、咽痛咽干、口渴喜冷饮、大便干燥、小便短赤，甚至骨蒸盗汗的阴虚火旺患者忌用。同时芳香类药物具有催生的效果，妇女在怀孕期间也不要使用。

咽干喉痛喝蜜枣甘草汤

厨房诀窍　　选用蜜枣 8 枚，生甘草 6 克，将蜜枣、生甘草加清水两碗，煎至一碗，去渣即可，可以做饮料服用，每日两次。

功效解析

此汤能够补中益气，解毒润肺，止咳化痰。适用于慢性支气管炎咳嗽、咽干喉痛、肺结核咳嗽等症。枣制成的果脯一般称为蜜枣，是一种营养价值较高的滋补食品，有益脾、润肺、强肾补气和活血的功能。俗话说"一日吃三枣，一辈子不显老"，这句话清楚地说明蜜枣的好处，除了养颜功效之外，它的润肺作用也十分显著。古时的很多皇帝贵妃都爱吃枣，原因就在于此。

甘草性平，味甘，归十二经，具有清热解毒、祛痰止咳、缓急止痛、调和诸药的作用，多用于咽喉肿痛、咳嗽，因为甘草中的甘草次酸有明显的中枢性镇咳作用。早在两千多年以前，《神农本草经》中将其称为"美草"，列为药之上品。南朝医学家陶弘景将甘草尊为"国老"，并言："此草最为众药之王，经方少有不用者。"其实，我们的祖先早就发现甘草是补脾益气、润肺止咳、缓急解毒的良药。

美丽传说

从前，在一个偏远的山村里有位草药郎中，有一天，郎中外出给一位乡民治病未归，家里又来了很多求医的人。郎中妻子一看这么多人等她丈夫回来治病，而丈夫一时又回不来。她暗自琢磨，丈夫替人看病，不就是用那些草药嘛，我何不替他包点草药把这些求医的人们打发走呢？

她想起灶前烧火的地方有一大堆草棍子，拿起一根咬上一口，觉得还有点甜，就把这些小棍子切成小片，用小纸包包好，发给那些来看病的人，说："这是我们家老头留下的药，你们拿回去用它煎水喝，喝完了病就会好的。"那些早就等得着急了的病人们一听，都很高兴，每人拿了一包药告辞致谢而去。

过了几天，好几个人拎了礼物来答谢草药郎中，说吃了他留下的药后，病就好了。草药郎中愣住了，他妻子悄悄地把他拉到一边，如此这般地小声对他说了一番话，他才恍然大悟。草药郎中问那几个人原来得了什么病。他们有的咳嗽多痰，有的咽喉疼痛，有的像中毒肿胀。可现在，他们吃了"干草"之后，病已经全部好了。

从那时起，草药郎中就把"干草"当做中药使用，用以治疗咽喉肿痛、消化性溃疡、痈疽疮疡、解药毒及食物中毒，又以其润肺功能治咳嗽多痰，不单如此，郎中又让它调和百药，每帖药都加一两钱进去，并正式把"干草"命名为"甘草"。这便是甘草名称的由来，很早以前人们就已经用它来治疗咽喉疾病了。

食用禁忌　服用此汤一定要注意量，久服大剂量甘草，可引起浮肿。另外，甘草还有损性功能，每次一定不能超过6克。同时，甘草还会抑制皮质醇的转化，从而导致血压上升和低血钾症。因此，对于有性功能减退、高血压及浮肿的患者，不宜过多服用此汤。脾胃湿热者、牙病患者、便秘患者、糖尿病患者应慎食，因为蜜枣会加重此类患者的疾病。

声音嘶哑喝马鞭草绿豆柠檬饮

厨房诀窍　取马鞭草30克，绿豆30克，柠檬10克。将绿豆洗净沥干，马鞭草用线扎成捆，与绿豆，柠檬一起放入锅内，加水1500毫升，用小火炖1个小时，至绿豆酥烂时离火，捞去马鞭草和柠檬即可饮汤食豆。每日1剂，分2次服，连服数日。

功效解析　马鞭草平时多用做活血通经，其实它也可以疏风清利咽喉，与柠檬、绿豆一起可以治疗咽喉肿痛，声音嘶哑。马鞭草性味苦甘，归脾、肝经，它的水煎液不仅有清热利咽的作用，而且还有镇咳的功效，是咽喉不适者不可多得的饮品。此外，它还能消炎止痛，大部分咽喉发炎、声音嘶哑的患者都会痛苦不堪，做任何事都沉浸在苦痛之中，用马鞭草可以很快解除这一烦恼。

声音嘶哑、咽喉肿痛、慢性咽炎等症状其实大都是由于内热郁结所致，所以治疗起来还得清脏腑之热。绿豆是我国人民的传统豆类食物，含有丰富的营养成分，有"食中佳品，济世长谷"之称，它的食疗作用很强大。中医认为，绿豆性味甘寒，具有清热解毒、消暑利尿的功效。

如果人们饮食上不加以注意，加上天气的影响，人体的内湿和自然气候的外湿相互感应，湿浊郁积日久就可生痰。因此，咽喉多痰不适时，柠檬汁可将喉咙积聚的浓痰顺利咳出。另外，柠檬富含维生素C，对人体发挥的作用犹如天然抗生素，具有抗菌消炎、增强人体免疫力等多种功效，平时可多喝热柠檬水来保养身体。别看柠檬食之味酸、微苦，不能像其他水果一样生吃鲜食，但用它来做饮料，是再好不过的。

总之，将上边的这三种"良药"放在一起做出来的马鞭草绿豆柠檬饮，是清热利咽的上品，对咽喉部不适的各种症状都有效果。

在基督教中，马鞭草被视为是神圣的草，经常被用来装饰在宗教仪式的祭坛上。此外，在那个相信疾病是来自巫女诅咒的年代，人们也会把马鞭草放在床头，相信它的神圣力量能解除魔咒，甚至于一些吸血鬼传说中，马鞭草也让这种嗜血的恶魔畏惧。在古欧洲，它被视为珍贵的神圣之草，在宗教庆祝的仪式中被赋予和平的象征。

而在中世纪的时候，马鞭草被认为是具有神奇魔力的灵药，人们几乎相信它能医治任何疾病——从最简单的感冒到恐怖的恶疾。当时的人们为什么有这么夸张的认为呢？那肯定是因为它有很好的药用价值，是有实践基础的。

首先马鞭草活血解毒，孕妇忌食，脾胃虚弱的人不宜多食。绿豆不宜煮得过烂，以免其中的有机酸和维生素遭到破坏，降低清热解毒的功效。另外，喝此饮品的时候，不要与醋、虾同食。因为醋与柠檬和在一起，酸度比较高，容易伤胃；而柠檬中的维生素C会使虾子里的五价砷转变为有毒的三价砷，所以一定要注意。

咽喉红肿喝苋菜润喉汁

厨房诀窍　准备苋菜叶子一把，用清水洗净，然后用蒜臼捣烂取汁，加1勺白糖调匀后即可尽情享用。建议每次服用50毫升，一天两次。

功效解析　"五月苋，正当时；六月苋，当鸡蛋；七月苋，金不换。"苋菜是广受老百姓喜爱的佳蔬之一，除了口味清爽，清香宜人，让人食欲陡增外，它还具有很高的营养价值和药用价值。中医认为苋菜性味甘凉，能"以血补血"，可清利湿热，凉血散瘀，对于肝火上炎所致的目赤目痛、咽喉红肿不利等，均有一定的治疗作用。特别是在雾霾环境下，肺阴耗伤过度容易使人喉部干涩，红肿不利，这时常用苋菜汁润喉是非常不错的选择。

另外，苋菜还有强身健体、提高免疫力的作用，苋菜富含蛋白质、脂肪、糖类及多种维生素和矿物质，其所含的蛋白质比牛奶更能充分被人体吸收，所含胡萝卜素比茄果类高2倍以上，铁的含量是菠菜的2倍，可谓是蔬类中的"高富帅"，素有"长寿菜"之称。哮喘、慢阻肺、肺气肿等病人平日里多喝苋菜汁，可以提高肺脏抵御外邪的能力，这样在雾霾天就不容易出现"旧病复发"了。

美丽传说　苋菜有青苋菜和红苋菜不同品种，其中青的嫩，红的润，都是餐桌上的美味佳肴，但若论滋阴补血的功效，还是以红苋菜为佳。关于红苋菜的来历，还有一个美丽的传说。

传说很久以前自然界只有青苋菜，没有红苋菜。有一个村妇名叫"牛棚四娘"，她专干坏事，危害乡邻。乡邻们拿她没什么办法，便向天上的玉帝请愿，玉皇大帝为了惩罚她的恶行，就把她变成了一只狗。但是俗话说"江山易改本性难移"，牛棚四娘被贬为狗之后，依然暴虐成性，不思悔改，胡作非为。一日，牛棚四娘溜达到菜地里，见人家的苋菜青枝绿叶，长得旺盛，她顿起了坏心，在苋菜地里乱咬一通，咬断了许多苋菜梗。在古代苋菜顶饥扛饿，是老百姓的主要蔬菜，她害了庄稼等于断了农户的口粮。玉帝见她依然为非作歹，便欲将她打入地狱，不过四娘的儿子是个孝子，他为弥补母亲所犯的罪孽，赶紧奔到苋菜地里为四娘赎罪。牛棚四娘的儿子咬破自己的手指头，用鲜血将断了的苋菜梗一根一根地接了起来。说来也怪，那些咬断的苋菜用鲜血黏结后，立即又活了过来，恢复了生机，只是菜梗菜叶都变成了红色。而且，这些用鲜血黏结好的红苋菜比原来青苋菜的生命力更强，味道更鲜美！自此以后，自然界才开始有了红苋菜，而且苋菜还因此多了"以血补血"的功效，这完全得益于这位孝子的一片赤诚之血。

古谚说：好苋菜，揉三揉。苋菜不论如何食用，下锅之前都要不停地揉洗，其目的就是要把苋菜中富含维生素的天然红色汤汁充分地揉挤出来，这样味道才鲜美，营养更容易吸收，治病的效果也更明显。

 本品性凉，平素胃肠有寒气、易腹泻的人不宜多食。

治慢性咽炎试试天罗水

 取嫩丝瓜、冰糖各适量。将丝瓜洗净后切成小块，再将丝瓜块放入榨汁机中榨取汁液（如果家里种有丝瓜，可切断丝瓜藤，取其汁液效果更好），然后把汁液倒入碗中，放入锅里蒸煮。蒸煮之后，加入冰糖即可服用，每次服此汁液1汤匙，每天服3次。

中医认为，慢性咽炎是由于体内的热毒向上蔓延到咽喉，造成咽喉部位经络不通畅而产生的一种病证。首先，丝瓜的皮、瓤、籽分别是丝瓜皮、丝瓜络和丝瓜子3种常用中药。《药典》上记载丝瓜皮能退火毒，消热肿；丝瓜络能清热化痰，通经活络；丝瓜子能退热降火。加些冰糖，一方面可以让味道好些，另一方面也让药性更和缓些。这样合起来慢慢咽下，就能达到清热、消肿、降火、止痛的目的，对慢性咽喉炎很有好处。

咽炎极易受空气质量的影响，尤其是空气不好、污染比较严重时最容易诱发慢性咽炎。雾霾天气不仅会使健康的人群患上慢性咽炎，而且会使那些已患慢性咽炎的病人因为空气中细小颗粒的影响而更加难受。这个时候，我们就可以自己榨一些丝瓜汁来饮用，防病治病的效果都很好。

《红楼梦》很多人都看过，大家都熟悉里边的林黛玉和妙玉，两人不仅貌如天仙，更重要的是声音动听，都拥有一副好嗓子、好咽喉。关于她们，有一段跟丝瓜有关的故事。

在中秋月圆夜，扬州的那个多愁善感的林家女儿（即林黛玉），精心选用二十四桥边枝叶旺盛的丝瓜，在丝瓜茎高出地面半人高处拦腰切断，丝瓜茎内便源源不断地滴出晶莹的汁液来，然后带到大观园的地窖里封存起来。栊翠庵的那女儿叫妙玉，冬至这一天，从一朵一朵艳红艳红的梅花朵上采撷了一包包净雪，与初春清明节那一天采摘的桃花叶，放在成窑的瓦罐里，用黑炭煎煮，慢慢蒸馏出精制净水，也在地窖里封存起来。到了来年的七巧日那一天，两个女孩儿一个取出丝瓜汁，一个取出梅花雪水，在成窑的瓷罐里搅拌调匀。

"莫不是佛祖释迦牟尼曾用过的天罗水？"元春惊奇地问。

"正是。"妙玉道："因丝瓜总是依树木或瓦墙织成一片密密的网，而经佛祖之手，乃谓天罗水。"

"我和妙玉姐姐所制的丝瓜露，承佛祖古老配方之遗风，具药物清热解毒、润肺利咽之功效，更具有妙不可言的美容效果哩。"林家女儿黛玉说道。

这个故事里面林黛玉收集的汁液就是丝瓜藤水，有清热解毒、清肺利咽的功效。现实生活中，我们很难找到丝瓜藤，但新鲜丝瓜市场上还是很多的，它的汁液有同样的功效，对慢性咽炎效果很好。

食用禁忌 丝瓜性属寒物，味甘体滑，其汁液也一样，会引起滑肠腹泻，所以脾虚便溏者不宜服用。另外注意，在服用丝瓜汁治疗慢性咽炎的同时，不要喝白酒，它会干扰人体对丝瓜汁中有效成分的吸收和利用，降低丝瓜的食疗功效。

咽干喉痛喝银耳沙参鸡蛋饮

厨房诀窍 取银耳10克、北沙参10克，加水适量熬煮取汁，然后打入鸡蛋1~2个，蛋熟后加适量冰糖服用。

功效解析 在生活中，人们肺肾阴虚会导致虚火上升、咽喉失养，加上气候寒冷干燥，工作环境中的空气被粉尘、化学气体污染，烟酒和辛辣饮食长期刺激，以及由于职业因素而用声过多都会引起咽干喉痛，治法应以滋养肺肾、清利咽喉为主。

银耳具有"菌中之冠"的美誉，被历代皇家贵族看做是"延年益寿之品""长生不老良药"，有养阴清热、润肺等功效，适用于治疗阴虚肺燥引起的咽干喉痛。同时它也是一味滋补良药，特点是滋润而不腻滞，具有补脾开胃、益气清肠、安眠健胃、润燥之功，对阴虚火旺的病人是一种良好的补品。

北沙参的使用在我国很早的时候就有记载，是一种传统中药，沙参的作用并不同于人参，它是一种桔梗科沙参属植物，其性微寒，味甘、微苦，能养阴清肺，祛痰止咳，益胃生津，多用于肺热燥咳、劳嗽痰血、热病津伤、口渴等症。

加入鸡蛋，不仅能够增加此饮品的色香味，而且还能补充人体正常运转所需要的蛋白质和微量元素成分，增强人体的抵抗力，提高人体的免疫力。更重要的是，鸡蛋清同样有清肺利咽的功效，古代名医张仲景创建的"苦酒汤"就是由鸡蛋清、半夏和苦酒组成，能够医治语言不利。

大家都知道通江是银耳的故乡，陈河乡的雾露溪是通江银耳的发源地。银耳在此地流传着美丽的传奇故事呢！

那是很早很早以前，在雾露溪边住着母女二人，靠打柴维生。女儿名叫银花，正值青春年华，品貌端庄，心灵手巧，与人和善，乐于助人。很受乡亲们喜爱，大家都叫她"银姑娘"。老妈妈也正是该享福的时候了，可是却得了重病，面黄肌瘦，全身无力，咽干喉痛，医生认为是不治之症。家庭的重担从此落在银姑娘一人身上。她靠卖柴买药给母亲治病，自己的身体都拖瘦了，母亲的病情却没有一点好转。

来年七月多雨。有一天，细雨蒙蒙，银姑娘不顾山高路滑，来到青冈林坡捡柴。忽然，她看到青冈断枝上长着几朵白花花、亮晶晶的东西，她新奇极啦，采上一朵，拿到鼻尖嗅了嗅，没有任何异味；放在嘴里尝尝，清凉可口。于是，她把它小心翼翼地带回了家，让妈妈尝尝。

妈妈知道青冈树上长的东西没有毒，大着胆子吃了，觉得很爽口很开心。以后，银姑娘每次上山捡柴，都注意寻找那白花花的东西，拿回家和妈妈一起吃。就这样，断断续续吃了十几次，妈妈精神好了起来，也长胖了，病也好了，银姑娘更是出落得如花似玉。母女俩很高兴，商量着给它取上个名儿，看它形状像耳朵，色泽洁白晶莹，就取名"白耳"。

她们把白耳的事告诉了乡亲，白耳能治病的消息很快就传开了。但是白耳很难找，银姑娘想，白耳既然长在青冈断枝上，何不把青冈树砍倒让它生长呢？她把精力都放在白耳上，经过无数次实践，果然砍倒的青冈树枝能长出白耳来了。

因为银姑娘发现和培植了白耳，为了感念她的功绩，人们将白耳称"银耳"。这就是传说中银耳的由来，不管故事是真是假，但它能补脾开胃、养阴清肺、治病救人的作用却是毋庸置疑的。

饮食禁忌 变质的银耳切忌食用，以免发生中毒反应。北沙参性微寒，只适宜肺胃阴伤而有热者，而风寒感冒咳嗽、寒痰咳嗽及脾胃虚寒者应慎用。

三、 香喷喷的爱，
——▶ 护嗓养肺有好粥

清燥救肺黑芝麻糊

厨房诀窍 取黑芝麻100克，糯米粉50克，白糖适量。将黑芝麻洗干净，晾干，放入炒锅中用小火慢慢炒出香味后，晾凉。将炒好的黑芝麻放入搅拌机的研磨杯中，研磨成细腻的粉末。然后，糯米粉放入锅中，用小火慢慢炒至颜色变成淡黄色，如有较大颗粒需过筛。将炒好的糯米粉和磨好的芝麻粉末混合，根据口味加入白糖，搅拌均匀。吃的时候取适量黑芝麻糊放入碗中，加入开水，调匀即可。

糯米粉如不好买，用汤圆粉也可以，一般超市都有卖，糯米粉的比例可多可少，糯米粉越多，芝麻糊会越黏稠，所以全凭个人喜好了。可以多做出一些来，放在保鲜盒里保存，想吃的时候用开水冲上一碗，非常方便，在打芝麻粉的时候，还可以加入一些自己喜欢的其他熟果仁，味道会更加丰富。

芝麻是我们经常食用的食物之一，它的味道特别香醇，可以做成很多美味，而黑芝麻是芝麻的一种，保健功效特别多，它自古以来被誉为"仙家食品"，上至真命皇帝，下至黎民百姓，都深知黑芝麻的养生保健作用。黑芝麻糊很多人都喝过，市场上卖的也有很多种，它控制血压的功效可能大家都知道，但事实上它还有润肺止咳的作用，是支气管病人的常用食物。

因为黑芝麻中的蛋白质、糖类、维生素E等营养成分非常丰富，不仅可延缓衰老，还可以强壮身体、滋补肝肾、润养脾肺。肺阴虚的干咳、皮肤干燥及胃肠阴虚所致的便秘，都可以得到缓解或根除。据《本草纲目》记载，称服用黑芝麻一百日，能除一切疾病。服用一年身轻如燕，面泽光润，服用两年白发返黑，服用三年齿落更生，长久服用可保长生不老！小孩吃了增强免疫力，可谓神品也！这里说的可能有些夸张，但这明确体现了黑芝麻的效用之大。

黑芝麻糊的服用四季皆宜，但寒露后喝防燥润肺的功效更好。寒露之后，寒气增长，万物渐萧落，人体也随之发生变化，伤风感冒流行，慢性支气管炎、支气管哮喘加重，痰少咳嗽的症状随之出现。这时候的养生，要更加注重"滋阴润燥"的原则，而常喝黑芝麻糊，正好顺应了人体的要求。

中医认为，寒、燥之邪最容易侵犯到肺，肺和咽喉关系非常密切，所以出现感冒、干咳的时候，可以通过调整肺的状态来治疗咽喉疾病。对于肺的养护应以润为主，糯米就是一个很好的选择，可以润肺止咳，安神去燥。

相传湖北孝感有一个叫董永的孝子，与下凡的七仙女配成了夫妻，并生有一子名叫董宝。然而王母冷酷无情，最后硬是拆散了这对恩爱夫妻。董宝长大成人后，在预言家鬼谷先生的指点下，遇到了七位仙姑，她们送给他一碗谷子，嘱咐只要每天煮一粒，就可以当做一天的口粮。

董宝回家后，把一碗谷子全煮了，结果变成一座饭山把他压在山下，后来饭山上长出一种特殊的植物。由于是来自天宫的仙种，所以种出来的糯米滋味特别甘美。孝感麻糖就是用这种糯米、黑芝麻和绵白糖为主料，配以桂花、金橘饼等，经过12道工艺流程、32个环节制成的，其外形犹如梳子，色白如霜，香味扑鼻，风味独特，营养丰富，含蛋白质、葡萄糖和多种维生素，具有暖肺、养胃、滋肝、补肾等功效。孝感麻糖历史悠久，相传宋太祖赵匡胤吃过后赞不绝口，从而一举成为皇家贡品。

这是关于孝感麻糖的一个传说，它之所以能成为皇家贡品，不仅仅是因为味道好，更重要的是黑芝麻、糯米的养生价值。

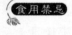食用禁忌 黑芝麻糊老少皆宜，但食欲不良、大便泄泻的人不应该食用，以免加重腹泻的病证。同样，对于患有慢性肠炎的患者来说，也不宜服食黑芝麻糊。

健脾益肺化痰排脓小米南瓜粥

厨房诀窍 准备南瓜200克，小米100克。南瓜去皮切块，小米洗净后用水浸泡20分钟。准备半瓶开水，倒入电饭锅中，下小米煮30分钟；煮小米时，用搅拌机将南瓜打成泥（不打也行）。30分钟后，加入南瓜同煮，继续煮15分钟即可，中间要时时搅一搅，避免粘锅。

功效解析　南瓜相信大家都吃过，它富含大量的营养物质和纤维素，食用南瓜可以调节身体达到最好的平衡状态，用南瓜煮成的小米南瓜粥，不仅味道清甜，而且具有健脾益肺的功效。

人们容易出现呼吸道感染，其根本原因为中气不足、表虚不固，常吃南瓜能益气实表、健脾润肺，据《滇南本草》记载，它还有"化痰排脓，治咳止喘，疗肺痈"的功效。同时，南瓜中的南瓜多糖是一种非特异性免疫增强剂，能促进细胞因子生成，通过活化补体等途径提高免疫功能。另外，南瓜还含有非常丰富的胡萝卜素，在人体中会进一步转化成维生素 A，能保护呼吸道黏膜，预防呼吸道感染。

中医认为，小米性味甘凉，入脾、胃经，可健脾和胃、补益虚损、和中益肾、除热解毒。小米南瓜粥，不仅能发挥南瓜的益肺止咳作用，还能增强小米健脾和胃的功效，同时还能清热解毒，对身体是大有裨益。

除此之外，南瓜还富含维生素 B_6 和铁，这两种营养素能帮助身体所储存的血糖转变成葡萄糖，葡萄糖正是脑部运作唯一的燃料，能制造一个好心情。在包括雾霾天气等复杂因素的影响下，我们的呼吸道很容易出问题，伴随着喉部的不适，我们的心情也会大打折扣，坚持服用小米南瓜粥，有很好的缓解作用。

饮食禁忌　南瓜性温，胃热炽盛者、气滞中满者、湿热气滞者少吃；同时患有脚气、黄疸、气滞湿阻病者忌食用。另外，南瓜与鲤鱼、螃蟹相克，同食会引起中毒。同时，南瓜也不可与羊肉同食，因为南瓜补中益气，羊肉大热补虚，同时服用，会令人肠胃气壅。

保护咽喉养生妙方芝麻红糖粥

厨房诀窍　　选用芝麻 50 克，粳米 100 克，红糖适量。先将芝麻炒熟，研成细末。粳米煮粥，待粥煮至黏稠时，拌入芝麻红糖稍煮片刻即可食用。适用于肝肾不足、头昏眼花、肺燥咳嗽、咽干等。

功效解析　　黑芝麻表面黑色，放大镜下可见细小的疣状突起，富有油性，嚼之有清香味。以个大、色黑、饱满、无杂质者入药。性味甘、平，入肝、肾二经，是滋补保健佳品，历代食疗方书多有用之。《神农本草经》将其列为上品药："主伤中虚羸，补五内，益气力，长肌肉，填脑髓。"

黑芝麻不仅能够用于治疗肝肾不足，头晕眼花，还适用于肺燥咳嗽、咽干等症。中医认为，慢性咽炎、支气管炎等病多为肺肾阴亏，虚火上炎所致，当以养阴润肺、滋阴补肾为治疗原则。此时，可以通过食用具有生津降火、润肺止咳、防治咽喉肿痛作用的食物进行预防或者辅助治疗，黑芝麻就很好。

粳米就是我们平时用来做米饭的普通大米，作为日常食用米，粳米含人体必需的淀粉、蛋白质、脂肪、维生素 B 等。用粳米煮粥以养生延年，在我国已有两千多年的历史。粳米粥最上面的一层粥油能够补液填精，非常适合肺肾阴虚的人使用。

另外，红糖并不是女性的专用品，脏腑阴虚的人、老年人吃红糖都有补益的作用。我们的脏腑都是相互影响的，当出现咽干咳嗽的时候，大部分情况是因为肝肾不足导致肺燥，那么就要滋阴补肾，用什么呢？红糖。总而言之，芝麻红糖粥中的各种成分相互补充、共同作用，发挥出自己的优势，适合五脏虚损的咽喉、支气管病患者食用。

佛经故事里，有一处关于粳米治病的记载。很久以前，佛在舍卫国时，波斯匿王有个叫梨耆弥的大臣，他的第七儿媳毗舍离聪明能干。一次，一群大雁从海岛上衔回一些稻穗掉在王宫大殿，波斯匿王就命令各大臣留作种子，拿回去种上。梨耆弥也带回一份，毗舍离将稻种下，结果收获许多。

后来，波斯匿王夫人重病，医生说，海岛上生长的一种粳稻可治。波斯匿王记起曾经让大臣种过这种粳稻，但大臣们都没有，只有梨耆弥从儿媳毗舍离处取来了粳稻。波斯匿王命令将这粳米煮饭，让夫人吃。"夫人食之，病得痊愈。王甚欢喜，大与赏赐。"

粳米果真能治病么？回答是肯定的，佛经故事并非虚构。正是由于粳米补中益气、清热凉血、健脾益肺、消烦渴、止泻痢的作用，才保住了波斯王夫人的命。我们今天所说的芝麻红糖粥，加入了黑芝麻和红糖，润肺止咳的效果更好。

 脾弱者、便溏者、糖尿病患者不宜食用。另外，注意不要和生鸡蛋、牛奶同食。

拯救疲劳咽喉的美味枸杞粥

 选用优质枸杞子 15 克，糯米 50 克。将糯米、枸杞子分别洗净，加水放置 30 分钟，以文火煮制成粥即可，每天服用 1 碗。

 枸杞是名贵的药材和滋补品，中医很早就有"枸杞养生"的说法。它性味甘平，具有养肝、滋肾、润肺的作用，多用于热病伤阴，对阴虚肺燥的病证有协调作用。《本草纲目》记载："枸杞子甘平而润，性滋而补……能补肾、润肺、生精、益气，此乃平补之药。"可见很早以前，我们的先人就认识到了它润肺利咽的功效。

另外，枸杞子同样是扶正固本、生精补髓、滋阴补肾、益气安神、强身健体、延缓衰老的良药。慢性咽喉炎，或者咽干的患者服用枸杞粥，不仅能够治疗疾病，而且还能强身健体，延年益寿，真是不可多得的好方子。

糯米也是个好东西，它不仅能使枸杞粥变得更加香甜，而且还有一定的药用价值。它富含 B 族维生素，能温暖脾胃，补益中气，对脾胃虚寒、食欲不佳、腹胀腹泻有一定缓解作用。所以有这些症状的咽喉不适者，可以毫不犹豫地选择它。

有一书生体弱多病，到终南山寻仙求道，在山中转了好几天，也没有见到神仙踪影。正烦恼间，忽见一年轻女子正在痛骂责打一年迈妇人，赶忙上前劝阻，并指责那年轻女子违背尊老之道。那女子听了，呵呵笑道："你当她是我什么人？她是我的小儿媳妇。"书生不信，转问那老妇，老妇答道："千真万确，她是我的婆婆，今年92岁了，我是她第七个儿子的媳妇，今年快50了。"

书生看来看去，怎么也不像，遂追问缘由。那婆婆说："我是一年四季以枸杞为食，春吃苗、夏吃花、秋吃果、冬吃根，越活越健旺，头发也黑了，脸也光润了，声音也好听了，看上去如三四十岁。我那几个儿媳妇照我说的常常吃枸杞，也都祛病延年。只有这个小儿媳妇好吃懒做，不光不吃枸杞，连素菜也不大吃，成天鸡鸭鱼肉，吃出这一身毛病。"

书生听了这番言语，回到家里，多买枸杞服食，天长日久，百病消除，活到80多岁。这虽然是神话传说的故事，但枸杞的功效却是古今公认的，包括它润肺利咽的作用。

枸杞粥虽然具有很好的滋补和治疗作用，但也不是所有的人都适合服用的。由于它温热身体的效果相当强，正在感冒发烧、身体有炎症、腹泻的人最好别吃。患有高血压、性情太过急躁的人，或平日大量摄取肉类导致面泛红光的人也最好不要食用。另外，枸杞子的含糖量较高，糖尿病患者要慎用。

清咽利喉高效早餐牛蒡子粥

主　治　　清热解毒，清利咽喉，适用于外感风热，咽喉肿痛，疹出不畅，咽喉炎等症。

厨房诀窍　　取牛蒡子 10 克，大米 50 克。将牛蒡子用水煎后取汁，加大米煮为稀粥服食，每日 1 ~ 2 剂。

功效解析　　首先，牛蒡子可以润肺化痰，能够帮助喉咙把多余的痰咳出来，消除咽喉的肿胀。其次，牛蒡子能清理血液垃圾，促使体内细胞的新陈代谢，防止老化，使肌肤美丽细致。

大米为"五谷之首"，是我们最经常吃的食物，但你可能不知道，从中医上来说，它入脾、胃、肺经，具有补中益气、健脾和胃、滋阴润肺、除烦渴的作用，因肺阴亏虚所致的咳嗽、便秘患者可早上用大米煮粥服用。同时，大米可提供丰富维生素、谷维素、蛋白质、花青素等营养成分，能够补充肌肤所缺失的水分，缓解皮肤干燥，使皮肤充满弹性。

中医认为，疾病的发生无非是阴阳失衡所致，气血循环不畅必然导致阴阳失衡，是百病产生的根源，只有经脉畅通、气血畅通，身体才会健康。单纯的排毒或排泄会损害正气，单纯的补益会使气体壅滞，而用牛蒡子和大米做成的牛蒡子粥，能够一面排除毒素，一面以营养成分进行滋补和调理，使您的身体恢复自然平衡的健康状态。

食用禁忌　　牛蒡子性味苦寒，脾胃虚寒、容易腹胀腹泻的人应少食。

便秘肺热咳嗽喝牛蒡麻仁粥

厨房诀窍　　选牛蒡子 10 克，胡麻仁 15 克，大米 50 克。先将胡麻仁炒香备用，然后取牛蒡子水煎汁，随后放入大米并以牛蒡子汁文火熬粥，待熟烂时调入胡麻仁，再慢炖 10 分钟即可出锅，每日 1 碗，连续 3~5 天。

功效解析　　便秘患者常常会伴有肺热咳嗽，这是因为肺和大肠虽然位置上一上一下，但在中医整体观中，肺与大肠互为表里关系，它们之间就好比有一条月老的红线，能相互感应到彼此的不适。大肠为传导之官，说白了就是排出人体糟粕的管道，如果出现便秘，管道给堵上了，糟粕就会形成积热并循经上传给娇弱的肺脏，肺脏代大肠分担疾病的痛苦，进而也出现肺热咳嗽、咽喉肿痛等火热症状。所以，如果是因便秘而导致的肺热咳嗽，治疗上应"擒贼先擒王"，主攻便秘，大肠一通，积热自去。

中药中一般果实类的药物都饱含油脂，能起到润肠的作用，而牛蒡子和胡麻仁就属于这一类。牛蒡子为牛蒡的成熟果实，在秋季果实成熟时采收，为药食两用食物，有"蔬菜之王"之称。牛蒡子入药性味辛、苦、寒，有疏散风热、清利咽喉之功，而且其辛苦之性能散结通便，适用于大便秘结。胡麻仁则是胡麻的成熟种子，入药甘、平，能润燥滑肠，主治津枯血燥、大便秘结。牛蒡子和胡麻仁配伍，既治标又治本，而且借助米粥入腹，能促使身体排出毒素。

食用禁忌　　该方能滑肠润便，无便秘者或气虚便溏者慎服、忌服。

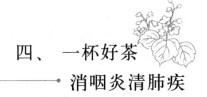

四、一杯好茶
——消咽炎清肺疾

喉咙火辣快用丝瓜络清火饮

 取丝瓜络（晒干）15克，然后配金银花15克，用沸水冲泡，加盖闷10分钟，加入蜂蜜调匀即可饮用。

 丝瓜络是中医上常用的清热药，为丝瓜成熟果实的维管束，性凉味甘，入肺、胃、肝经，具有清热解毒、降火除燥的功效。因入肺经，所以清肺热之功尤甚。《本草纲目》记载丝瓜络能"通人脉络脏腑，而祛风解毒，消肿化痰"。金银花能灭身体的各种"火"，自古被誉为清热解毒的良药。性甘寒气芳香，甘寒清热而不伤胃，芳香透达又可祛邪。

生活中当大家出现咽喉干痛、鼻腔烘热、口干舌痛、流鼻血等不适时，就知道自己上火了。中医认为人的体内有不同的"火"，心有心火、肝有肝火、胃有胃火，我们根据上火的部位就推断出火源点，重点浇灭。比如心在窍为舌，所以口舌生疮为心火旺盛；肝主目，目赤肿痛则提示肝火旺盛；胃与大肠相表里，如果出现大便干结则说明胃火炽盛；而肺上通咽喉，开窍于鼻，所以喉咙、鼻腔上火提示肺部有热，应重在清肺热。

丝瓜络清火饮以清肺热的丝瓜络为君，以降全身之火的金银花为臣，君臣共济便可共同清灭肺中之火。

 丝瓜络和金银花其性偏凉，女子经期和妊娠期间不宜饮用。

慢性咽炎随身带杯藏青果茶

 藏青果6枚，洗净，粉碎，开水冲泡，代茶饮。泡茶时可在茶壶中放一点点盐，对治疗慢性咽炎效果更佳。

 藏青果是一味外来药，听它的名字就知道它是生长在青藏高原上的果子。中医认为藏青果味苦微甘，性微寒，具有清热生津、利咽解毒的作用，对治疗慢性咽炎、慢性喉炎、慢性扁桃体炎等疾病都有不错效果。另外，在藏青果中稍微加一点盐也是为了提高治疗慢性咽炎的效果。中医认为盐有解毒、清热、润燥的功效。咽喉发炎时，可从早晨开始饮一杯淡盐水，每天数次，有消炎止痛的功效。

慢性咽喉炎是一种常见疾病，主要表现为咽喉干燥不适，有异物感，灼热疼痛，声音嘶哑，咳嗽无痰，咽部充血等。咽炎虽然不是什么大病，但病程反反复复，医学上还没有一种完全能根治的方法。但只要我们能控制住症状的复发，其实也是一种胜利。有一位6年病史的慢性咽炎患者，用了我推荐的藏青果茶，每天随身携带一壶藏青果茶，3年都未再复发。

美丽传说 藏青果是藏药中地位很高的一味药，类似于汉医中人参的地位，是藏药之王，被藏族人民称之为"雪域珍果"。起初，藏青果生长在海拔很高的尼泊尔，经由西藏传至全国大地，受到医家的推崇。关于藏青果，在藏族地区还流传着一段美丽的传说。

很久以前，有一个酒店老板的女儿叫益超玛。她不仅长得非常美丽，而且聪明善良，还会酿造醇如甘露一样的米酒。她乐于帮助每一个遇到困难的人，因此得到了药王菩萨的信任，赐给她一棵藏青果树，并告诉她："这是天下最好的药物。它的树根、树干、树枝可以驱走肉、骨、皮肤的各种疾病；它的果实可以治疗内脏的疾病。有了它，所有的疾病都将消失，你一定要珍惜。"

为了解除百姓病苦，益超玛决定将藏青果树种在最适合药物生长的醉香山上。她精心培植，每年都将采集的树种送给四方往来的旅客，带到西藏各地去种植，并告诉他们使用藏青果治病的方法。从此，藏青果树就广泛出现在西藏高原，各地藏医也都学会了用藏青果治病。

藏医药学认为，藏青果有全部藏药具备的六味、八性、三化味和十七效，能治疗很多种疾病。由于藏青果在藏医药学中的普遍运用，藏青果已成为藏医药学的象征。

 少部分人可能会对藏青果过敏，若出现过敏反应则停止饮用。

护嗓止痛三果清咽茶

 取带霜的干柿饼10～15克，罗汉果10克（或1枚），胖大海1枚。先将柿饼隔沸水蒸15分钟后切片，然后罗汉果清洗捣烂，与胖大海、柿饼一同放入茶杯中，沸水浸泡5分钟后饮用。由于柿饼、罗汉果、胖大海均为果实，因此此方又名三果清咽茶。

 柿饼是柿子人工干燥成的饼状食品，性甘无毒，能润心肺、止咳化痰、清热解渴。而且柿饼外表所生成的白色粉霜，也是治咽喉口舌疮痛的良药。记得小时候，肺热咳嗽或是喉咙肿痛，家长便让吃用篦刷下的柿霜，每每都能取得不错效果。《本草纲目》记载柿饼："清上焦心肺热，生津止渴，化痰宁嗽，治咽喉口舌疮痛。"

罗汉果也是一种名贵的药材，性凉味甘，清肺润肠。在古代经常用来治疗百日咳、痰火咳嗽及血燥便秘等症。而且罗汉果还是一种无热量的清凉饮料，虽然味道甘甜，但它所含的甜味素并不会产生热量。

胖大海味甘性凉，入肺、大肠经，同样具有清肺热、利咽喉的功效。

三味药沸水泡开后滋润爽口，对清咽止痛，保护嗓子作用明显。

美丽传说

柿饼肉质干爽，其味清甜，是广受老百姓喜爱的干果之一，同时也是古代皇家的贡品之一。关于柿饼，还有一则与闯王李自成有关的历史轶闻。

相传，在陕西揭竿而起的李闯王，1644 年在西安建立大顺政权后，又马不停蹄地向北京进军，准备推翻腐朽没落的明王朝。可当年关中一带正值灾荒之年，没有充裕的粮食为大军制作干粮，临潼的老百姓便用当地所产的火晶柿子拌上面粉烙成柿面饼，供士兵们途中食用。这原本是解决粮草不足的无奈之举，但没想到这种柿面饼不仅好吃易带，而且由于加入了柿子还变得特别抗饥耐饿，义军官兵食用后，个个精神抖擞，没用多长时间就攻下了北京城。从此，陕西人民年年在金风送爽柿子成熟的季节，都要做柿子饼吃，既是对当年起义大军的一种缅怀，又作为一种美味小吃或待客，或自己食用。如今柿饼已成为一道人人喜食的风味小吃，因其具有浓郁的文化内涵而备受中外消费者的青睐。

饮用禁忌

茶中的柿饼可以直接食用，但因柿子饼含有较多的鞣酸及果胶，会在空腹下形成结石，所以不宜多吃和在空腹状态下食用。此外饮用胖大海对部分体虚人群会引起大便稀薄、胸闷等副反应，所以素体虚弱的老年人不宜多饮。

咽喉燥痒喝金银花甘草茶

 取金银花 15 克，生甘草 3 克，以 500 毫升沸水泡茶饮用。

 "金花银花金银花，清茶凉茶清凉茶。夏天常喝可败火，趋毒和中不离它。"银花自古被誉为清热解毒的良药，性甘寒气芳香，甘寒清热而不伤胃，芳香透达又可祛邪，是众所周知的清火药。同时，金银花归肺经，喉咙是肺部的门户，所以金银花对治疗咽喉因热毒而出现的燥热发痒、红肿疼痛也有显著功效。现代药理研究显示金银花具有抗炎解热，加强免疫机能的作用。

甘草在中药界是"国老"，能调和众药，性平味甘，具有解毒、祛痰、止痛、解痉等多种功效，生用主治咽喉肿痛，止咳润肺。甘草虽然是一味中药，但在西医上也有所运用。西医药理发现，甘草剂有抗炎和抗变态反应的功能，临床上常作为缓和剂，以缓解咳嗽。

以金银花和生甘草配伍泡茶饮用，对缓解咽喉炎的症状有不错效果。

 金银花在中医药中本不叫"金银花"，而是叫忍冬，忍冬初夏开花，花儿成对生于叶腋，初开时白色，后变黄色，黄白相映，严冬不落。那大家知道"金银花"这个家喻户晓的名字是怎么来的吗？

传说在很久以前，在一个偏僻的山村里住着一对勤劳善良的夫妻。这对夫妻家中生了一对双胞胎女孩，分别叫金花和银花。金花和银花在父母的呵护下，很快就长成了如花似玉的大姑娘。两个姐妹非常懂事，她俩农忙时下田帮父母干活，闲时就跟母亲一起拈针绣花、织布纺纱，并自学医术上山采药，非常受乡亲们的喜爱。一年初夏，村子里的乡亲们都得了一种不知名的怪病，患病者无不出现发热、高热不退、浑身上下泛起红斑或丘疹的症状，很多人因此命丧黄泉。

村里的郎中均束手无策，只能眼睁睁地看着全村人一个个等死。不幸的是，金花银花的父母也得了这个怪病。为了帮父母和乡亲们摆脱病魔，姐妹俩主动请缨要外出求医问药。于是，姐妹俩收拾了行囊，走遍千山万水，涉过激流险滩寻找名医。一日，姐妹俩路过华山上一座古寺院。院中方丈见她们风尘仆仆，便问她们有何难处。姐妹俩直言相告，老和尚听了村里发生悲剧唏嘘不已，便立即手指窗外远方对她们说："离此九十九里处有一高山，山下有一草棚，棚内住着一位老郎中。你们不妨前往求教。"

姐妹俩闻讯大喜，立即前往，赶到后只见草棚外围满了等候看病的村民。走进草棚里，但见一位童颜白发、面容睿智的老者正在为患者望闻问切。姐妹俩上前说明缘由，老郎中沉吟片刻便说他们患的是热毒证。老郎中说："山中有名叫忍冬的植物，你们采了它的花煎药喝即可。"姐妹俩听罢，立即谢别老郎中，四处采集忍冬，不久便满载而归。姐妹俩亲自用采来的草药煎汤给乡亲们服用，乡亲们服药后病情很快便痊愈了。为纪念姐妹俩的功绩，乡亲们便把那种不知名的草药叫做"金花银花"。后来，大家便渐渐地把"金花银花"简称为"金银花"了。

 金银花性寒冷，不适用脾胃虚弱者，也不宜在寒冷季节饮用。

消痰下气的丝瓜花蜜茶

泡茶诀窍　　选鲜丝瓜花20克（干品10克即可），蜂蜜20克。将丝瓜花洗净撕成小片，放入带盖茶杯中，加适量沸水冲泡，盖上盖子闷15分钟，放入蜂蜜搅化后即可趁热顿饮或当茶水频频含服。

功效解析　　在乡下，几乎每户人家都种有丝瓜，夏日炎炎，最美的风景莫过于满眼的丝瓜花了。丝瓜是广受老百姓喜爱的蔬菜，煲汤炒菜都味道鲜美。其实大家有所不知，丝瓜藤上所盛开的金黄丝瓜花入药还有意想不到的清咽利喉效果。

《滇南本草》中记载丝瓜花"性寒，味甘微苦……清肺热，消痰下气，止咳，止咽喉疼，消烦渴，泻相火"。对老年人来说，咳嗽痰多、气喘胸闷是呼吸系统病变的常见症状，肺主呼吸，调节宗气的出入和升降。如肺中有热，则宣发肃降失常，肺部津液凝聚化痰，咳喘不宁。而丝瓜花清热入肺，既可消痰，又可下气，是老年人治疗肺部不适的佳品。

蜂蜜味甘性平，归脾、肺、大肠经，在《神农本草经》中被列为上品，称其"主心肺邪气，能安五脏，主不足，补中益气，止痛解毒，和百药"。现代药理证实，蜂蜜有抗菌消炎、促进组织再生的作用，优质蜂蜜在室温下放置数年不会腐败，表明其抗菌作用极强。常喝蜂蜜水能养阴利咽。丝瓜花清香淡雅，蜂蜜水甘醇怡口，两者搭配泡茶既是生活中不错的饮料，又是利咽清喉的千金方。

饮用禁忌　　丝瓜花性寒，主治肺热咳痰，如果咳痰清稀，则说明是肺气虚寒，不宜饮用。

喉咙干咳无痰喝麦蝶茶

　　麦冬20克，木蝴蝶6克。沸水冲泡5分钟后，温热频饮。

　　麦冬根像麦，叶似韭菜，且冬天不会凋枯，故名为麦冬。麦冬是滋阴佳品，在我国第一部药物学著作《神农本草经》中被列为上品药物。该品甘寒清润，善清心肺之热而养阴除烦，《药品化义》记载："麦冬，润肺，清肺，盖肺苦气上逆，润之清之，肺气得保，若咳嗽连声，若客热虚劳，若烦渴，若足痿，皆属肺热，无不悉愈。"

　　生活中，肺脏阴津不足则虚热内生，干咳无痰或痰中带血，治宜滋阴润燥，而麦冬恰恰是滋阴的上品药材，且价格低廉，性价比很高。

　　此外，木蝴蝶又称为玉蝴蝶，是利咽润肺的止咳药，味甘性寒，归肺经。其本性清扬，利于宣发肺气，使肺气宣发肃降归于正常。麦门冬和木蝴蝶两药泡茶频饮，对治疗因肺阴虚引起的干咳无痰有不错效果。

　　麦门冬最早的称呼是"禹韭"，因为是在禹州出产，长得像韭菜。关于麦门冬，在河南禹州地区流传着这样一则传说。相传大禹治水的时候，一天来到一个河道的三岔口，大禹看水在这里旋转淤积，知道如果不加以引导，将来要是雨水过多，河道极其容易改道，直冲平民的耕地和住房，非常危险。于是，大禹召集这里的所有村民，告诉他们迁移他处。但是村民们安于现状，并不愿意离开故土。

　　眼看着雨季降至，大禹非常着急。大禹就去找村子里德高望重的老者，告诉他们治水的计划及水患的危害。这些老者都是在村子里有智慧有魄力的人，便动员村民按大禹的计划治水。按照以往的礼节，治水前需要先祭河神。于是大禹就选好良辰吉日开始祭拜河神。不过，正在行祭祀礼的时候，河中突然跃出一条金龙，全身金光，脚踏祥云，嘴中吐出白气。金龙对大禹说，我的子孙都在这个三岔口安逸地生活，你却为了村民的幸福，要牺牲我子孙的幸福，我是不答应的。河神不同意，村民就以将来世世代代供养金龙的子孙为条件和河神交换。神龙听到村民的保证后，也就同意了大禹去治水。

后来大禹治水非常成功，地里的庄稼丰收了，村民产的粮食吃不完，大禹就命令把剩余的粮食倒进河中，作为对河神的报答。河神见村民遵守了约定，作为馈赠便让河中长出了一种草，即麦冬。人们称此草"禹余粮"，因具有"滋阴生津、润肺止咳、清心除烦"的功效，故又被称为"不死药"。

 麦门冬和木蝴蝶均属于甘寒的滋阴药，一般脾胃虚寒泄泻，风寒咳嗽者不宜多服。

让喉部清爽一夏的薄荷饮

 取鲜薄荷叶 10 克，适量冰糖，开水冲泡，温热时饮用。

 薄荷为多年生草本植物，茎和叶子有一股清凉的香味，能够醒神祛热，是夏天解暑的佳品，应用范围广泛，生活中很多具有清凉润喉作用的口香糖或饮料都是以薄荷为主料。薄荷入药味辛性凉，主入肺经和肝经，具有疏散风热、清利头目、利咽透疹等多种作用。薄荷气味独特，正是其芳香的特性能使药力内透筋骨，外达肌表，宣通脏腑，贯穿经络，闻之就能让全身透达清爽。南方天气炎热，蚊虫较多，很多居民楼前都种着一片薄荷。薄荷气味不单令人闻之清爽，驱除虫蚊，还能食用，居民常取其叶或嫩梢，或清炒或做汤，清暑化浊。

薄荷叶泡茶主要用于夏季喉咙干燥。夏季人体水分耗损过多，喉咙常常干燥黏滞，不清爽，这时就可以在喝水的同时用薄荷叶清喉解热。而且薄荷的清凉感还能醒神，帮助你在夏季解乏，提高工作效率。现代药理证实，薄荷能祛除附着于呼吸道黏膜上的黏液，减少泡沫痰液，使呼吸道的有效通气量增大，给人以畅快的感觉。同时薄荷醇能刺激皮肤神经末梢感受器，先产生凉的感觉，缓慢地透入皮内，引起长时间的充血，从而达到清热作用。喉部感觉不清爽的时候，大家不妨试一试这个方法，取几片薄荷叶泡茶，能让你瞬间呼吸畅达，心情愉悦。

　　薄荷性凉易伤正气，《本草从新》记载："辛香伐气，多服损肺伤心，虚者远之。"所以素体虚弱多汗者不宜饮用。此外薄荷叶有抑制乳汁分泌的作用，所以哺乳中的妇女也不宜多用。

"专供" 老烟民的罗汉果茶

　　罗汉果5～10克，切碎后用沸水冲泡，温热饮服。

　　罗汉果被誉为"中华神果"，是岭南药材的代表，其功效众多，能润肺化痰、提神生津、增强免疫力、美肤养颜。其中，更以清肺润肺、化痰止咳著名，为老百姓所喜爱。中医认为肺位身体上焦，性质轻扬的药材易入肺经，而罗汉果质地很轻，果皮有柔柔的细毛，故清肺利咽的功效显著。近代药理证实，罗汉果含有不少微量元素及特殊的抗氧化物质，还能化解体内新陈代谢后产生的游离基，防止游离基氧化身体组织，保持身体机能正常运作。

罗汉果晒干后，干果皮薄而脆，而且甜味浓厚，滋养肺脏，濡润咽喉，非常适合经常吸烟的老烟民清肺利咽，止咳化痰。经常吸烟又戒不掉的朋友，应多喝罗汉果茶"清洗"自己的肺。

罗汉果主要产于桂林市临桂县和永福县的山区，是桂林名贵的土特产，入药使用已经有200多年的历史了。很多人听罗汉果的名字以为和佛家有关系，其实此罗汉非彼罗汉，罗汉果的由来起源于一则美丽的传说。

相传有一位姓罗的樵夫，其母亲患了风寒证，整天咳喘不已，异常痛苦。樵夫看在眼里，痛在心里，想为母亲请名医，但是家中一贫如洗，根本没有余钱请郎中诊治。无奈，他只有每天辛勤上山砍柴，希望以卖柴所得的微薄银两为母亲求医问药。

一日清晨，樵夫又和往日一样空着肚子去深山砍柴。在一片密林中，他挥刀砍啊砍啊，一不小心砍中了一个马蜂窝。顷刻间马蜂嗡嗡乱飞，樵夫在惊恐中连连后退。一只奇大无比的马蜂追赶上樵夫，在他裸露着的手臂上狠狠一蜇，被蜇处立即变得红肿起来，疼痛不已，樵夫感到心悸气促、头晕目眩。他孤身只影置身于这僻静的山中，无医可求，自己又不识草药药性，更不懂得对症治疗，无奈之下他只好强忍着剧痛和头晕心悸等不适，踉踉跄跄地向山下走去。

不知走了多长时间，他实在太累了，就坐下休息。不经意间，他突然闻到一阵沁人心脾的水果香味。樵夫暗叫奇怪，心想在这荒无人烟的山野中，难道有什么奇珍异果？他环顾四周，看见眼前不远处长着一团团一簇簇的青藤，青藤上结满了一个个不知名的形似葫芦的野果。又饿又累的他心中一喜，三步并作两步走上前去，摘下一个，狼吞虎咽地吃了起来。没想到这野果不仅香甜可口，清凉怡人，而且皮肤被马蜂蜇伤后的红肿热痛感也消失了。于是，他把果汁往伤口上涂。即时，他感到伤处有一种说不出的清凉。伤处红肿疼痛消失，仿佛未曾被马蜂蜇过一般。惊喜之余，他便摘了好些野果带回家中给患病的母亲当水果吃。

樵夫的母亲吃了这种野果后，觉得清凉润喉，神清气爽，服用数天后咳喘有所减轻，病情得到缓解。连吃一个月后，母亲的咳喘病竟不治而愈，不费半点银两。母子二人喜不自胜，逢人便说这野果的神奇功效，他们采摘了很多这种野果，晒干备用。每当遇上患有咳喘病的穷人，便免费送上，教病人煎水饮用，因此治愈了不少患咳喘病的穷人。恰逢此时，一位周游列国、悬壶济世，人称汉郎中的大夫行至此地，听闻樵夫以野果治愈母亲咳喘病之事，心中一动，于是亲临樵夫家中，品尝这既能充饥又能治病的不知名的野果。汉郎中还在樵夫的带领下上山采摘，潜心研究，看能不能当药材使用。经过一段时间的研究和试用，汉郎中发现此野果性味甘、凉，具有清肺止咳、化痰平喘、利咽润喉和润肠通便之功效，于是便广泛用于民间。由于樵夫姓罗，郎中名汉，后人为缅怀他们的功绩，便把这种不知名的野果称之为罗汉果。

 脾胃虚弱，脱肛、滑肠、腹泻者勿服。

急性咽喉炎用三七花茶

 取三七花3克盛入杯中，冲入沸水泡至微冷时代茶饮用，每日泡3次饮用。三七花单用效果最好，不建议和其他花茶一起冲泡。

功效解析　古代医书记载，人参补气第一，三七补血第一，两者为中药之最珍贵者，有"补气圣药""止血神药"等美誉。为人所知的云南白药，其主要成分就是三七。中医入药的三七花即是生长2年以上的三七尚未开放的花蕾。三七花质地轻扬，性温，味微苦，有清热解毒、凉血消炎的作用，特别对治疗急性咽喉炎有明显效果。急性咽喉炎起病急，初起时咽部干燥，灼热疼痛。从西医角度来讲，三七花中的皂苷具有显著抗炎作用。从中医角度来看，三七可活血散瘀、清热解毒。所以，不论从何种角度看，三七花都是治疗急性咽喉炎的不二选择。

三七是云南苗家人的止血圣药，千百年来苗家人生活在深山密林，跌打损伤全靠这一株神草，至今在当地还流传着许多传说，其中一个就是关于三七是如何被发现的。

相传在很久以前，有一个名叫三七的孩子因为家境贫穷，每天都要给地主看守农场，以养活家中年迈的母亲和患有残疾的弟弟。一日，小"三七"正在农场值班，他发现一群淘气的猴子，抓住两棵大柳树中间的紫藤荡秋千玩耍，把田里的菜都糟蹋了，三七便拿起柴刀，向猴群掷去，正巧砍断一根紫藤。可是没过几天，三七发现这群猴子又在原来的紫藤处荡秋千。牧童很奇怪，心想自己明明在前几日已将这根紫藤砍断了，怎么它又接起来了呢？

为了弄清这个谜团，他随手又将这根紫藤砍断，然后就躲在暗处细细观察。果真第二日，猴群又来了，其中一只老猴东张西望，见四处无人，立即挖来几棵野草，把野草根部土褐色的块根放在嘴里嚼烂，敷到紫藤的断处，再把断藤接上。另一只小猴子又拔来一些杂草，就像缠绷带似地将断处包扎好，然后这群猴子连蹦带跳地离去了。猴群离开后，他来到接藤处细看，用手拉拉藤，发现紫藤连接到了一起，很结实，好像从没断过一样。

这时三七想起了家中折断腿骨的弟弟，心想这种草能续接紫藤，不知能否续接断骨。于是他捡起地上的草回家后学着老猴子的办法，将药捣烂后敷在弟弟已经折断的腿骨上，再用布包扎好，不久弟弟的断骨完全接好了，跟正常人一样活蹦乱跳。有位采药老人了解到这件事情，高兴地告诉他说"你找到了宝草。"

后来，老人也用这种药草治好了许多跌打损伤、骨折、流血不止的病人。因为它止血的效果就像油漆那样把伤口黏合起来，所以乡亲们管它叫山漆。明代医药学家李时珍说："彼人言其叶左三右四，故名三七，盖恐不然。或云本品名山漆，谓其能合金疮，如漆黏物也，此说近之。金不换，贵重之称也。"采药老人为了纪念牧童的发现，遂将山漆又命名为"三七"。

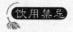 三七有活血化瘀的作用，女子月经和妊娠期间禁用。

令人神爽气畅的梅花茶

 梅花5克，沸水泡茶饮用。白色入肺，选白梅花最好。

 梅花虽然常作为观赏性植物，但入药的历史由来已久，早在公元6世纪，陶弘景就在《名医别录》中对梅花入药有详细记载。梅花入药在古代主要治疗梅核气，梅核气意指患者咽喉犹如梅核堵塞，咽喉有异样梗塞感觉。而梅花性平味酸，酸能疏肝解郁，入肺化痰，《本草原始》描述为"清头目，利肺气，去痰壅滞上热。"以梅花泡茶，芳香甘美，服之令人神爽气畅。

"冰雪林中着此身，不同桃李混芳尘。忽然一夜清香发，散作乾坤万里春。"古人说梅花有四德，初生蕊为元，开花为亨，结子为利，成熟为贞。梅花在文人骚客眼中早已不是简单的植物，而是具有坚忍不拔、不屈不挠、奋勇当先、自强不息的精神品格。古人赏梅，咏梅，更以梅花入茶。熟悉《红楼梦》的朋友估计会熟悉妙玉煮雪烹茶的故事，而烹茶用的水就是五年前梅花瓣上的积雪所化。古代达官贵人喜欢以梅花雪水烹茶，因为雪为天之津，梅为地之灵，万物有情，雪与梅花相依共度严冬，二者情浓于水。《红楼梦》中贾母每次喝"老君眉"时，都特意交代要取用梅花雪水浸泡，这样茶得梅花之气，才能色泽鲜亮，香气高爽，其味甘醇，既养心又养生。

当然，现代大气污染这么严重，我们再以梅花雪水泡茶是肯定不行的，所以不妨化繁为简直接用梅花泡茶。咽中有异物感的梅核气患者不妨也学学古人的闲情逸趣，以梅花泡茶，不但治病，还能陶冶情操。

饮用禁忌　梅花性平，无特殊禁忌，一般人群都宜服用。

宣肺利咽薄荷芦根茶

泡茶诀窍　取鲜薄荷 10 克，鲜芦根 60 克，将它们洗净后切碎，放入锅中熬煮 30 分钟后，代茶频饮。

功效解析　薄荷，土名叫"银丹草"，多生于山野湿地河旁，根茎横生地下，全株气芳香，是中华常用中药之一，它味辛性凉，具有疏散风热、清利头目、利咽透疹、疏肝行气的作用。芦根为芦苇的地下茎，夏秋季采挖，鲜用或切段晒干用，是常用的清热泻火药，也是居家必备的消暑佳品，其性味甘寒，可清热解暑，生津润燥，除烦利尿，降逆止呕。

夏秋两个季节，白天燥热，夜晚多凉，昼夜温差大，睡觉的时候很容易受凉，而汗气不能正常疏泄，导致肺气失宣，成为"凉燥"之证，进而出现咽部不适，比如说咳嗽、咽炎、咽喉肿痛等。这个方子中薄荷辛凉，能发汗解表；芦根甘寒，能渗湿行水。二药合用，能增强肺卫之气，宣肺利咽自然不在话下。

雾霾对我们肺部的损害是最大的，空气中的很多有害物质都会通过我们的呼吸进入肺部，进而引起更多的疾病。所以说平时多清肺是非常有必要的，家中常备一些薄荷和芦根，平时有事没事喝一些，对自己的肺脏很有好处。

传说薄荷的原名出自希腊神话。冥王哈迪斯爱上了美丽的精灵曼茜，冥王的妻子佩瑟芬妮十分嫉妒。为了使冥王忘记曼茜，佩瑟芬妮将她变成了一株不起眼的小草，长在路边任人踩踏。可是内心坚强善良的曼茜变成小草后，她身上却拥有了一股令人舒服的清凉迷人的芬芳，越是被摧折踩踏就越浓烈。虽然变成了小草，她却被越来越多的人喜爱，人们把这种草叫薄荷。

这便是薄荷的由来，它广受人们的喜爱，不仅因为它气味清凉迷人，而且它还有很好的药用价值，很早之前，美洲印第安人就用薄荷来治疗肺炎。另外，薄荷有极强的杀菌抗菌作用，常喝它能预防病毒性感冒、口腔疾病，使口气清新。用薄荷茶汁漱口，可以预防口臭。

关于芦根也有一个美丽的传说，从前天庭有一位美丽的花神爱上了俊美的鹤神，由于天庭不准有儿女私情，所以鹤神一直回绝花神，但花神天天为鹤神准备美丽的芦苇让鹤神梳洗羽毛和栖身，真情终于打动了鹤神。

不久，玉帝知道了他们的私情，就贬他们到人间，鹤神变身为湖泊里的鹤，而花神就化身为芦花，全心全意为爱人鹤神在湖泊里生长了很多很多芦苇，但村里的渔民因为芦苇没有什么用途而且还影响渔民捕鱼行舟就一把火把芦苇都烧光了。

鹤神一下子就没有了梳洗羽毛和栖身的地方了，花神很着急，就想了一个办法，把每年贡奉玉帝的祛百毒健身强体的花仙草化作了芦苇的根，从此人间有了一件能清热解毒、生津利咽的良药。风吹芦苇动，飞起星星点点的芦花，知道了芦根药用价值，面对芦苇丛，必定又会多出一份怀想。

薄荷芦根茶对肺脏、咽喉虽好，但不宜过多饮用，薄荷有一定的发汗作用，多用易耗气，故体虚多汗者，不宜使用；孕妇更要避免使用，会减少产妇乳汁的分泌量。而芦根是属于寒性药物，对祛热止咳等有功效，但是切记脾胃虚寒者禁止服用芦根。

教师常喝玉蝴蝶茶

泡茶诀窍　　取玉蝴蝶5克，放入杯中，沸水冲泡即可饮用，也可加入冰糖、甜叶菊或茶叶同饮。

功效解析　　木蝴蝶又叫玉蝴蝶，因它的种子外包着两瓣白色半透明的衣，形似蝴蝶的翅膀，因而得名。它能清肺热，利咽喉，对急慢性支气管炎、咽喉肿痛、声音嘶哑有很好的食疗效果，主要用于风热咳嗽、声音嘶哑、咽喉疼痛。中医认为，木蝴蝶归属肝、胃、肺经。也就是说，它可以治疗肺、肝、胃三条经脉上的病证，真是一药三用，一举三得。

雾霾中的有害物质严重影响人们的呼吸道，很容易出现咽喉肿痛、扁桃体炎、失音等咽喉疾病，特别是经常用嗓子的人群，比如说教师，每天在空闲的时候冲泡一些玉蝴蝶茶，茶汤清澈，茶叶清幽淡雅，既可以防病治病，又能解乏，何乐而不为呢。

美丽传说　　有美丽名称的木蝴蝶，同样有一个凄美的传说。在很久以前，在两个相邻的小山村里，住着两个家族：张族和李族。东村的家族是张族，西村的家族是李族，两个家族在很多年前就因为争地界而结仇深远，仇恨祖祖辈辈、世世代代往下传着。

西村有一户以采药卖药为生的李姓药师，药师家里有个美若天仙的姑娘，姑娘的名字也与她的容貌一样的美丽，叫蝴蝶。东村有个后生叫张木，不但长得虎背熊腰，如大山一般的结实，还是远近闻名的好猎手。

这天天气晴朗，阳光明媚，蝴蝶姑娘背上小背篼上山采药，不知不觉就走得有些远了，进了深山，深山里的药不但多，还长势繁茂，姑娘很快便采了一大背篼，正准备往回转的时候，突然一声怒吼，斜刺里一只吊睛白额大虎直奔蝴蝶而来，蝴蝶才想起，自己只顾采到好药，忘了父亲"不要走得太远"的嘱咐。正在这千钧一发之际，一支利箭直射进了大虎的眼睛。大虎被杀死了，杀死大虎的后生便是东村的张木，这样一对年轻人便相识了，后来又相爱了。

因为两村世代的怨仇他们没办法得到父母及族长的认可，只能偷偷地相爱着。西村的族长有个儿子，因爱慕蝴蝶的美丽，要娶她为妻，这桩让父母及全族人都觉得风光的婚姻就这样不费任何周折地定了下来。娶亲那天是西村有史以来最为热闹的一天，全族人推杯换盏一片沸腾。深夜，新婚的蝴蝶趁大家都睡意正浓，绕过烂醉如泥的丈夫，偷偷地走了出来，与村外等着她的张木一起，准备逃向远方。

出村没走多远就被举着火把来追赶的族人抓住了。族长和族长的儿子愤怒了，全族的人都不能容忍自己最美丽的姑娘竟然要跟仇家的人私奔。按照族规，五花大绑的蝴蝶和张木在家族祠堂的院坝内被活活烧死了。

烈火之中呼啦啦地飞出了很多很多像飞絮一样的半透明蝴蝶，那半透明的蝴蝶像有些害怕似的，飞进了一个长长的皂荚内躲了起来。传说那便是张木和蝴蝶的化身，后来人们便把长有长长的皂荚一样的树叫木蝴蝶。这些木蝴蝶同样继承了他们两个生前善良的意志，有清肺利咽、疏肝和胃的功效，福泽着后人。

 长期用木蝴蝶泡茶喝副反应较小，适合大部分人饮用，但是脾胃虚寒的患者需要注意适量，一次冲茶不能超过 5 克。

五、 润喉养肺
—— 植萃有奇效

对抗尼古丁的草莓果萃

厨房诀窍　　草莓150克，洗净去掉叶子和蒂部，然后将草莓放入榨汁机中，加入小半碗开水，搅打30秒停止，倒入杯中即可饮用。水和草莓的比例自己掌握，喜欢稠点儿的多放草莓少放水，反之则少放草莓多放水，喜欢甜点儿的可以加一些冰糖。

功效解析　　草莓色、香、味俱佳，而且营养价值高，含丰富维生素C，有帮助消化的功效，所以被人们誉为"水果皇后"。它不但汁水充足，味道鲜美，还可以改善肤色，减轻腹泻，缓解疾病。与此同时，草莓还可以巩固齿龈，清新口气，润泽喉部。

中医认为，草莓味甘、性凉，具有润肺生津、清热止咳、健脾和胃、滋养补血等功效，对防治动脉粥样硬化、冠心病和脑出血等也有很好的作用。另外，草莓里的维生素C含量非常高，维生素C不仅对提高人体的免疫力有重要作用，还可以帮助身体进行新陈代谢，很快地排泄出堆积在人体里的垃圾，从而达到排毒的效果，更有益于身心健康。

更为重要的是草莓汁能够对抗尼古丁。香烟中含有大量的尼古丁，有致癌的危害。常喝草莓汁，不仅能够润肺止咳，而且可以吸附和阻止人体致癌化学物质的吸收，具有防癌作用。

食用禁忌

首先不要买畸形的草莓。正常生长的草莓外观呈心形，但有些草莓色鲜个大，颗粒上有畸形凸起，咬开后中间有空心。这种畸形草莓往往是种植过程中滥用激素造成的，长期大量食用这样的果实，有可能损害人体健康。特别是孕妇和儿童，不能食用畸形草莓。

另外，由于草莓是低矮的草茎植物，在生长过程中容易受到泥土和细菌的污染，所以草莓入口前一定要把好"清洗关"。注意洗的时候不要浸泡，因为去蒂头的草莓若放在水中浸泡，草莓上残留的农药会随水进入草莓内部，反而污染更多。同时，患有尿路结石和肾功能不好的人不宜多吃，因为草莓含草酸钙较多，过多食用会加重患者病情。

痰多咳嗽蒲公英果味饮帮您忙

厨房诀窍

取鲜蒲公英 30 克，苹果、梨子、香瓜各 1 个，将这几样水果洗净、削皮，切成小块状，然后和蒲公英一同放到榨汁机中，加入少量的开水，搅打 1 分钟后停止，倒入杯子中即可饮用。

功效解析

这个饮品集多种优势于一身，它不仅喝起来美味可口，而且能够清热化痰，治疗哮喘咳嗽。蒲公英出自《唐本草》："蒲公英，叶似苦苣，花黄，断有白汁，人皆啖之。"它可以作食物，也可作草药，主要功效是清热解毒，可用于热毒证，尤善清肝热，治疗肝热目赤肿痛，以及多种感染、化脓性疾病。

美国流传一种说法："每顿饭吃一个苹果，就不用请医生。"此话证明了苹果的营养和药用价值。又因苹果所含的营养既全面又易被人体消化吸收，所以，非常适合婴幼儿、老人和病人食用。更为关键的是苹果性味甘凉，能够生津润肺，对滋润咽喉有很好的效果。

中医认为，梨性味甘寒，具有清心润肺的作用，对气管炎和上呼吸道感染的患者所出现的咽干、痒痛、音哑、痰稠等症皆有效。我们在平时咽干、咳嗽的时候，都会想起吃一个梨压一压，这跟此处说的是一个道理。

香瓜含大量碳水化合物及柠檬酸等，且水分充沛，可消暑清热、生津解渴，同时它还有止咳化痰的作用。将它同蒲公英、苹果、梨放在一起搅打出来的汁液，治疗咳嗽、哮喘可谓是"强强联合"，只要坚持饮用，一定会有好的收效。

这是一个关于蒲公英名字由来的传说。相传，从前村里有户人家里有个待字闺中的女儿，唤作公英。一家人平静而幸福地生活着。可有一天，不幸从天而降，打破了这个美满家庭的平静。原来，女儿得了一种难以启齿的疾病——乳痈，正是体内热邪过重引起的。在旧社会，一个未婚女子得了这种疾病，的确是莫大的打击！家长也十分气愤，将公英逐出家门。公英有口难辩，羞辱难忍，遂投河自杀。

却说天不亡公英，河的下游住着一个以打鱼为生的老人，公英被老人救起。得知公英的不幸后，老人就到田野里找来一种开黄花的药草，让公英内服外敷，没过几天，公英的病就好了。公英非常感激老人的救命之恩，遂拜老人为义父，因老人姓蒲，故自称蒲公英。

后来传于乡里，乡亲们用这种药来清热解毒，治疗疮痈肿毒，取得了满意的疗效，因此亲切地称之蒲公英。当然咳嗽痰多，大部分情况也是由于肺热过盛引起的，用蒲公英来治疗再好不过了。

此饮品阳虚外寒、脾胃虚弱者忌用，因为一些咽喉、肺部感染属于阴寒证，无热象，病程多较长，病人体质虚弱，此时蒲公英会使病人出现食欲减退、倦怠、疲乏、出虚汗、面色苍白的情况。梨属寒性，外感风寒引起咳嗽时更不能服用。另外注意，香瓜与田螺、螃蟹相克，不宜共同食用。

滋阴化痰常喝荸荠萝卜汁

厨房诀窍　　取荸荠200克，白萝卜200克，将他们削皮后，放入果汁机中搅打成汁，可以加入少量的开水，倒入杯子中即可饮用。

功效解析　　荸荠皮色紫黑，肉质洁白，味甜多汁，清脆可口，自古有地下雪梨之美誉，北方人视之为江南人参。它既可作水果，又可作蔬菜，是深受大众喜爱之品。中医认为，荸荠是寒性食物，有清热泻火、滋阴化痰的良好功效。既可清热生津，又可补充营养，最宜用于发烧、咳嗽、多痰的病人。

另外，荸荠中的含磷量是根茎蔬菜中最高的，能促进人体生长发育和维持生理功能，对牙齿骨骼的发育有很大好处，同时可促进体内的糖、脂肪、蛋白质三大物质的代谢，调节酸碱平衡。长期服用，不仅可以滋阴化痰，对增强体质也是大有益处。

白萝卜被称为"蔬中最有利者"，曾有"萝卜上街，药铺停歇""冬食萝卜夏吃姜，不劳医生开药方"等说法，这些足以让我们知道白萝卜在饮食中的重要性。从中医来说，肺喜润恶燥，而天气干燥，最易伤肺，润肺祛燥我们要常食白萝卜，它有很好的润肺止咳、化痰和治疗支气管炎的作用，当然汁液的效果最好。

美丽传说　　唐代有一对孤儿寡母，相依为命，谁知儿子年方10岁时忽得重病，眼看一天天消瘦，后竟然卧床不起，干咳不已，其母心急如焚，背起儿子四处求医无果。听闻孙思邈医术高超，且专为穷苦大众治病，特慕名前去求治。

孙思邈为孩子诊脉开方后，对其母亲说："你回去要多给孩子吃补养品。"母亲伤心地叹息道："我连抓药的银钱都没有，哪买得起补品啊！"孙思邈笑道："我要你吃的补品是不用花银子的。"说着拿起笔在处方上画了一个大萝卜。

母亲会意后辞谢了孙思邈，回家后便到地里挖了一大篮萝卜，削去头尾，洗净蒸熟，每天给儿子吃。不久，儿子的病情果然好转，数月坚持下来，儿子竟然红光满面，健如牛犊。母亲心里乐开了花，于是，她选了一个好日子，领着儿子，挎了一篮子晒干了的萝卜去酬谢孙思邈。孙思邈知道了母子两人的来意后，高兴地指着萝卜说："这东西俗名'小人参'，雅称'金笋'，治病胜过仙丹妙药啊。"

后人为了不忘孙思邈治病救人的恩德，盖了一座庙，门楣上写了"人参堂"三个大字，以示不忘孙思邈救治百姓的功绩。自此后，萝卜又名"小人参"的美誉流传至今。

而今，萝卜一年四季都有，尤其冬季更是萝卜大量上市的时节，是冬季人们家庭餐桌上不可缺少的菜肴之一。萝卜清甜可口，水分充足，营养丰富，价格便宜，人们可以根据需要喜好，生吃、榨萝卜汁、炒萝卜片、炒萝卜丝、清炖萝卜、酱腌萝卜片、凉拌萝卜丝或加入各种食物炖煮均宜，经常吃萝卜，可达有病治病、无病防病、强身壮体的目的。

 体质虚寒，大便稀溏者不宜食用。服用中药人参时不宜与白萝卜同食。

利咽止渴喝蜂蜜藕汁

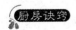 取鲜藕，蜂蜜各适量。将鲜藕绞汁 100 毫升，加蜂蜜调匀饮

服，每日1次，连服数日。

许多上班族因为工作性质需要和上司、客户、同事大量交谈，时间一长嗓子痛，如果放任不管就容易发展成慢性咽炎。日常生活中，经常吃辛辣的鸭脖、火锅的同学，如果不爱喝水也容易造成喉咙疼痛，这个时候我们可以喝一些蜂蜜藕汁，不仅可以缓解喉咙疼痛，还可以缓解口渴的症状，是一个放心、美味的饮料。

民谚有"新采嫩藕胜太医"之说，诗人韩愈曾有"冷比霜雪甘比蜜，一片入口沉疴痊"之赞。莲藕一身都是宝，鲜藕、莲子、荷叶、荷花……既可制成美味珍馐，又可食疗祛疾。藕内含有淀粉、蛋白质、天门冬素、维生素C以及氧化酶成分，含糖量也很高，生吃鲜藕能清热解烦，解渴止呕，如将鲜藕压榨取汁，其功效更甚，其性味甘润，能健脾开胃，益血补心，故主补五脏，有消食、止渴、利咽的功效。

蜂蜜能够滋阴润燥，有润肺止咳的功效。同时，蜂蜜还有杀菌的作用，经常食用蜜糖，不仅对牙齿无妨碍，还能在口腔内起到杀菌消毒的作用，非常适合那些肺脏燥热过盛以及咽喉发炎的病人。

远古时候，八百里洞庭白茫茫的一片水，没有鱼虾；岸边溜光光的一片荒地，没有花草。相传有一个美丽而善良的莲花仙子，私偷了百草的种子，下到洞庭。在湖边遇上了一个叫藕郎的小伙子，他们在洞庭湖里种下菱角、芡实；在湖岸边种下蓼米、蒿笋；在湖洲上种下蒲柳、芦苇。原来连鸟兽也不栖身的洞庭湖，被莲花仙子打扮得比天底下任何地方都漂亮！她自己也忘记了天上的琼楼玉宇，与藕郎结成婚配，在洞庭湖过起了美满的凡间生活。

不料，这件事被天帝知道了，天帝大发雷霆，派下天兵天将，要将莲花仙子捉拿问罪。莲花仙子只得到湖里躲起来，临别时，她将一颗自己精气所结的宝珠交给藕郎。几天后，藕郎被天兵捉住。就在天兵挥刀向他脖子砍来的一刹那，他咬破了宝珠，吞进腹中。虽然藕郎身首两节，但刀口处留下细细白丝，刀一抽，那股白丝就把头颈又连接拢来。一连砍了九九八十一刀，怎么也杀不死藕郎。天帝赐下法箍，箍住藕郎的脖子，投入湖中。谁知藕郎沉入湖底泥中后，竟落地生根，长出又白又嫩的藕来。那法箍箍住一节，它又往前长一节，法箍就变成了藕节。

再说莲花仙子躲入湖中，隐身在百草间，得知藕郎化成了白藕，自己也沉入湖底，当天帝亲自带兵赶到洞庭湖时，水面上突然伸出来一片伞状的绿叶，一枝顶端开着白花的花梗，不一会，长出一个莲蓬，上面长满了一颗颗珠子。天帝见状，忙下令挖掉它。可是，挖到那儿，荷叶就绿到那儿，莲花就开到那儿，白藕就长到那儿。天兵天将挖遍了洞庭，红莲、白藕、青荷也长遍了洞庭，气得天帝只好收兵。

从此，白藕和莲花在洞庭湖安家了，他们年年将莲藕奉献给这里的人民。我们也就能天天吃到集多种药用功效于一身的莲藕了。

藕性偏凉，产妇不宜过早食用。另外，此汁虽好，但不可多服，因为蜂蜜中的葡萄糖和果糖属于单糖，一次进食过多，可使血糖升高。高血糖的患者忌服。

补脾润肺要选猕猴桃果荤

猕猴桃4个，将猕猴桃去皮，切成小块放入榨汁机中，加入100毫升开水，开始榨汁。榨好之后加入一勺蜂蜜，拌匀就可以饮用了。

猕猴桃被誉为"世界之珍果"，味道可谓是草莓、香蕉、凤梨三者的混合，不仅如此，它的功效也跟草莓、香蕉、凤梨相似，都能够润肺止咳、补脾益胃。

同时，它性味甘酸而寒，含有优良的膳食纤维和丰富的抗氧化物质，能够起到清热降火的作用，可以有效地预防和治疗咽喉肿痛等疾病。此外，猕猴桃是各种水果中营养成分最丰富、最全面的水果，维生素C含量极高，还含有B族维生素、多种氨基酸、糖类，镁、钙、钾等矿物质，具有很高的营养价值和食疗保健作用。

蜂蜜可以说是众多润喉饮品中必不可少的辅料，加入少量的蜂蜜，不仅可以使味道更好，而且还能进一步发挥该饮品的药用价值。

相传古代，南方林中野生一种果树，山里人都不识，其树每年8～10月果实成熟，呈椭圆形，果皮有黄褐色绒毛，外貌丑陋，人们认为野果含毒，都蔑视它。

有一年，山里人意外地发现，野果成熟时，前一天还看到野果满树，第二天却只剩下光秃秃的树杆，且地上也无野果落下。人们顿感疑惑：这么多野果到哪里去了呢？第二年野果成熟的时候，山里人日夜轮流值班，观其究竟。

一天夜晚，正是夜深人静之际，在暗淡的月光下，人们发现一群大大小小的猴子从四面八方奔跑而来，纷纷往果树上爬，你抢我夺地摘采野果。边吃边摘，一会就把野果抢摘一空。

人们纷纷议论：这种不经看的野果，猴子怎么如此爱吃。此野果既然猴子能吃，难道我们不能吃吗？于是到第三年野果成熟时，大家前去摘了品尝。剥去了果皮，只见肉色碧青如玉，送进嘴里尝试，竟然酸甜可口，非常好吃。随即大家拿了大篮小筐，纷纷摘采，运回家中。

数年后，吃了野果的人，原来易生毛病的不病了，原来身体羸弱不堪的变得强壮起来了，年老体弱者也变得年轻长寿了。于是大家把这种野果视为仙果、珍果。但这种野果没有名字，于是山里人开了个会，专门讨论给野果取名。

会上大家凝思苦想却提不出合适的名字，这时候，一位德高望重的老者站起来说出他的建议：其一，这种野果猴子最爱吃；其二，野果的颜色形态极像猴子之容貌；其三，这种猴子是猕猴；其四，这种野果很像桃子。我看，咱们就叫它"猕猴桃"吧。大家听了一致认为这个名字好。

其后，一代一代地传下来，所有历代本草书籍，乃至当今国家出版的大型工具书《中药大辞典》，都将"猕猴桃"作为全国统一通用的名字。当然，它的药用功效自然少不了润肺止咳、补脾益胃。

猕猴桃性寒，大便腹泻者不宜饮用。先兆性流产、月经过多和尿频者忌饮。此外，由于猕猴桃汁中维生素 C 含量颇高，易与奶制品中的蛋白质凝结成块，不但影响消化吸收，还会使人出现腹胀、腹痛、腹泻，故服用猕猴桃汁后一定不要马上喝牛奶或吃其他乳制品。

肺燥咳嗽气喘试试莱菔甘蔗汁

将白萝卜、甘蔗洗净分别榨成汁备用，每次用白萝卜汁 20 毫升，甘蔗汁 10 毫升，加入适量的糖水服用，每日 3 次。

甘蔗汁多味甜，营养丰富，被称作果中佳品，有人称："秋日甘蔗赛过参。"其营养价值很高，它含有水分比较多，占甘蔗的 84%，被称为"糖水仓库"。中医认为，甘蔗入肺、胃二经，具有清热、生津、下气、润燥、补肺益胃的特殊效果，可治疗因热病引起的伤津、心烦口渴、反胃呕吐，肺燥引发的咳嗽气喘。

夏天热伤风引起喉咙疼痛的时候，喝上一杯甘蔗汁既能缓解疼痛又能消暑解渴，还能降火润燥。儿童排尿量少次数又频繁的时候，甘蔗汁可祛除内脏燥热、促使排尿，总而言之，甘蔗对祛内脏之热有很好的效果。

莱菔，也就是咱们平常所说的白萝卜，由于白萝卜属于性比较凉的食物，所以能够有效地帮助治疗咳嗽和感冒引起的喉咙痛，可以直接食用，喝白萝卜汁则效果更佳，用它跟甘蔗汁相配功效则更上一层楼。

相传，秦始皇统一天下时，带领着千军万马，浩浩荡荡地征战桂林郡。南方的天气和北方不同，日头火大得很。田地晒开裂了不算，树叶都给晒干了。士兵们个个都汗流浃背，嘴巴里头都干得冒火了，一走起来，咽干喉痛尽喘气。

一路上有许多的士兵晒得瘫在地上，动也动不得。有的士兵渴得受不了，一边走，一边到山上捡野果子和摘野菜吃，有毒没毒也不管径直往嘴巴里面塞。有些士兵就被毒死了。

秦始皇带着兵马到了五通，看到路上长着很多像竹子一样的大芭芒，叶子像剑一样。开路先锋挥起宝剑，一丛一丛地砍倒了。这些像竹子一样的大芭芒流出水来，兵士都怕有毒，不敢吃。

有一个麻子兵就想，自己要是被干死渴死，不如痛痛快快地吃一餐这种东西享点饱福，见了阎王爷也值得。于是，不管三七二十一，他拿起一根就嚼。汁水甜得蜜糖一样，他吃了一根又一根，吐出一团团像棉花一样的碎渣。吃罢，他觉得一身都长了力气，高兴地喊了起来：“我吃了比甘露还要好吃的东西！”

旁边的士兵见了麻子兵吃了那种东西没有事，又听他讲很好吃，于是都去捡起吃了起来。他们又做了个牌子插在大路边，告诉后边的兵马，路边砍倒的像竹子一样的大芭芒可以捡来吃。后来，士兵们因为这种东西比甘露还甜，砍倒的时候又发出“渣渣”的声音，就把它喊做“甘渣”，喊来喊去就喊成甘蔗了。

秦始皇征服了桂林郡以后，就让老百姓在漓江两岸种起甘蔗，老百姓每年都要把甘蔗进贡给郡主和皇上。它的汁液不仅甘甜美味，而且还能润喉利肺，是不可多得的好东西。

甘蔗一定要挑选新鲜的，变质的（甘蔗末端出现絮状或茸毛状的白色物质，切开之后，断面上会有红色的丝状物）会引起中毒。同时，脾胃虚寒、消化不良的人以及糖尿病患者不宜食用。另外，平时大家饮用后，一定要记得漱口，以防止龋齿。

六、 强烈推荐的养肺美味：
百合、 雪梨、 青果与玄参

清肺热安心神喝百合金菊茶

　　干百合花 2 朵，菊花 3 朵，绿茶 1 克，金银花 3 克，薄荷 1 克。将以上诸药混合后用沸水冲泡 5 分钟，代茶饮用，每日 1 剂。

　　百合花素有"云裳仙子"之称，其外表高雅纯洁，入药使用就犹如它的本性一般能够让人清心安神。医学认为百合味甘微苦，性平，主入心肺经，既能清肺热，治疗肺热咳嗽，喉咙肿痛，又能安心神，治疗心烦口渴，失眠多梦。现代药理研究证实，百合主要含秋水碱等百合花生物碱和蛋白质、脂肪、淀粉、钙、磷、铁等多种营养物质，对身体有良好的营养滋补之功。

　　中药看病注重整体观念，心与肺关系密切，心主行血，肺主行气，气血之间相互依存，气虚则血虚。城门失火殃及池鱼，肺阴不足常常会引起心神亏虚，肺热咳嗽，咽喉肿痛的患者也常常因心中烦热而睡不着觉。而以百合入药润肺止咳，清心安神，再配上清热祛火的菊花、绿茶、金银花、薄荷诸药，可谓是一举两得，标本兼治。

　　百合花超凡脱俗，矜持含蓄，古今爱百合者不计其数。宋庆龄女士对百合花就深为赏识，每逢春夏，她的居室都经常插上几枝。说起百合的来历，还有一个有趣的故事。

相传，曾经有一伙海盗打劫一个渔村，除把渔民家里的金银财宝和粮食衣物抢劫一空外，还把许多妇女和儿童挟持走，带到茫茫大海中的一个孤岛上。由于孤岛上没有船只，所以妇女和儿童都没法逃跑。过了几天，海盗又出海打劫。然而，在海盗出海后，海上突然刮起了台风，把海盗的贼船打翻了，海盗们一个个都葬身海底。守在孤岛上的妇女儿童得到了暂时的解脱，但半个月之后，海盗抢来的粮食便被他们吃完了。面对茫茫无际的大海，既没有船只来救援，又没法给村里人送个信来接应，他们只得等待着，并挖些野菜，采点野果，在岸边捡点鱼虾来充饥。

有一次，他们在找野菜的时候挖出了一种圆圆的像大蒜一样的草根。他们饿得实在无法，也管不了太多，便把它洗干净，放到锅里煮熟，大家随即饱饱地吃了一顿，没想到此物味道甘甜，非常好吃，此后，他们就一直采挖这种草根来充饥。后来过了很久，他们终于被往来的船只发现，他们把被海盗劫持的经历对船上的采药人讲了一遍。采药人甚表同情，并惊奇地问道："岛上没有粮食，这么长的时间，你们吃什么呢？"

领头的妇女说："开始我们吃粮食，后来又挖一种草根吃，像大蒜一样，又甜又香，又能当饭吃，我们就是靠它熬过来的。"

采药人见船上的儿童都吃得胖乎乎的，妇女们也满脸丰盈红润，便断定这是一种有营养的药草，于是挖了些这种草根带回去种植。经过验证，此草茎块能够润肺止咳、清心安神，而且开出的花清香淡雅，沁人心扉，很受百姓喜欢。因考虑岛上遇难的妇女儿童正好是一百人，此药是他们百人合力共同采挖品尝后才发现的，所以，采药人就给它起了个名字叫"百合"。从此，"百合"这个名字便一直沿用了下来。

关于菊花，也有个传说。很早以前，大运河边住着一个叫阿牛的农民。阿牛家里很穷，他7岁就没了父亲，靠母亲纺织度日。阿牛母亲因子幼丧夫，生活艰辛，经常哭泣，把眼睛都哭坏了。阿牛长到13岁，他对母亲说："妈妈，你眼睛不好，今后不要再日夜纺纱织布，我已经长大，我能养活你！"于是他就去张财主家做小长工，母子俩苦度光阴。两年后，母亲的眼病越来越严重，不久竟双目失明了。阿牛想，母亲的眼睛是为我而盲，无论如何也要医好她的眼睛。他一边给财主做工，一边起早摸黑开荒种菜，靠卖菜换些钱给母亲求医买药。也不知吃了多少药，母亲的眼病仍不见好转。一天夜里，阿牛做了一个梦，梦见一个漂亮的姑娘来帮他种菜，并告诉他说："沿运河往西数十里，有个天花荡，荡中有一株白色的菊花，能治眼病。这花要九月初九重阳节才开放，到时候你用这花煎汤给你母亲吃，定能治好她的眼病。"

重阳节那天，阿牛带了干粮，去天花荡寻找白菊花。原来这是一个长满野草的荒荡，人称天荒荡。他在那里找了很久，只有黄菊花，就是不见白菊花，一直找到下午，才在草荡中一个小土墩旁的草丛中找到一株白色的野菊花。这株白菊花长得很特别，一梗九分枝，眼前只开一朵花，其余八朵含苞待放。阿牛将这株白菊花连根带土挖了回来，移种在自家屋旁。经他浇水护理，不久八枚花朵也陆续绽开，又香又好看。于是他每天采下一朵白菊煎汤给母亲服用。当吃完了第七朵菊花之后，阿牛母亲的眼睛便开始复明了。

白菊花能治眼病的消息很快传了出去，村上人纷纷前来观看这株不寻常的野菊花。这一消息也传到了张财主那里。张财主将阿牛叫去，命他立即将那株白菊移栽到张家花园里。阿牛当然不肯。张财主便派了几个手下人赶到阿牛家强抢那株白菊花，因双方争夺，结果菊花被折断，他们才扬长而去。阿牛见这株为母亲治好眼疾的白菊横遭强暴，十分伤心，坐在被折断的白菊旁哭到天黑，直至深夜仍不肯离开。半夜之后，他朦胧的泪眼前猛然一亮，上次梦见的那位漂亮姑娘突然来到他的身边。姑娘劝他说："阿牛，你的孝心已经有了好报，不要伤心，回去睡吧！"阿牛说："这株菊花救过我的亲人，它被折死，叫我怎么活？"姑娘说："这菊花梗子虽然断了，但根还在，她没有死，你只要将根挖出来，移植到另一个地方，就会长出白菊花。"阿牛按照姑娘说的去做了，果真又长了许多许多的白菊花。

方中菊花、金银花、薄荷均为寒凉药物，素体虚寒及女子经期不宜饮用。

肺热咳嗽痰黄稠用百花煎

 百合30克，款冬花15克。水煎服，每日2剂。

 生活中很多人搞不清楚肺热和肺燥的区别，两者的症状表现虽然同为咳嗽、吐痰、咽喉肿痛等，但俗话讲"细微之处见真知"，在细节方面两者还是存在明显差别的。肺燥突出一个"燥"字，燥即干燥，燥伤肺阴，虽然咳嗽但声音细小，而且喉咙干涩，痰少而黏不易咳出，甚至痰中带血。而肺热则表现为一个"热"字，阳盛则热，所以肺热咳嗽者声音喘粗，反复咳嗽，咳中带痰，且痰黄稠腥臭。

治疗肺热咳嗽应清热解毒，宣肺化痰。百合性微寒，具有清火润肺的作用，既滋阴又降火。款冬花为镇咳化痰常用药，味辛性温，归肺经。《药品化义》上讲，款冬花味苦主降，所以可以镇咳，气香主散，所以可以化痰，入肺部能顺肺中之气，又清肺中之血，专门治疗烦热喘促，痰涎黏稠，咳逆不止。

 说起款冬花的功效，唐代著名诗人张籍还与其有一段渊源。张籍是唐贞元中进士，老家在今天的安徽和县，曾任太常寺太祝、水部员外郎等职。别看张籍也是个当官的，但不知道如何敛财，家境贫寒，一生体弱多病，晚年还因患眼疾而失明，所以在当时就有"贫病诗人"之称。

话说有一次张籍不幸外感风寒，连续数日咳嗽不绝。因无钱医治，病情日渐加重。张籍心急如焚，一筹莫展。此时，他忽然记起曾经有一位僧人向他说起一种叫款冬花的中药，治疗久咳特别有效。于是，他嘱家人采来款冬花，煎服几次后，病情大减，咳嗽也止。随之他即兴写下了这样一首诗："僧房逢着款冬花，出寺吟行日已斜，十二街人春雪遍，马蹄今去入谁家。"张籍这首诗既反映了他对那次亲身经历的回忆，更表达了诗人对中药款冬花的由衷赞美。

 服用禁忌　　百合性寒黏腻，湿热体质、脾胃虚弱、大便稀溏者勿服。

喉咙干肺气虚喝喝百参汤

 使用方法　　百合50克，北沙参15克，冰糖15克。水煎服，每日1剂。

 功效解析　　皮肤缺水的时候，肌肤会皱巴巴地干燥发痒，肺脏缺水的时候也会干燥发痒不舒服，而且还因为肺气失降而咳声连连。如果喉咙干咳则提示我们的肺脏需要补水了。不过，肺脏补水并不是直接喝水就行了，而是需要滋养肺阴。

秋燥易耗肺阴而干咳连连，家人都知道煮点百合粥喝，这是生活经验的积累。百合素来是清补之品，味甘微苦，入心肺二经。现代研究表明，百合具有明显的镇咳、平喘、止血等作用，能提高淋巴细胞转化率和增加机体免疫功能的活性。百合功擅润肺止咳、清心安神，对肺燥病证有较好的治疗作用。

沙参也是清热滋阴的常用药，能养阴清肺、益胃生津，《本草从新》记载："专补肺阴，清肺火，治久咳肺痿。"沙参不单药用价值高，营养价值也高，营养学分析北沙参含有挥发油、香豆素、淀粉、生物碱、三萜酸、豆甾醇、沙参素等成分，能提高免疫功能，增强正气，减少疾病。

另外，此方中百合最好选野百合，沙参一定要选北沙参。临床上，我给患者开的北沙参，但患者常常在药店误拿成南沙参。北沙参功在滋阴，养阴润肺。南沙参功在清热，清肺化痰。北沙参和南沙参虽然一字之同，但用途却差之千里。

传说，在一片黄沙滚滚的大沙漠上，水源奇缺。许多人因为不适应大沙漠的干燥，出现了咽干口渴、咳嗽、声音嘶哑、鼻燥气热等症状。人们费尽周折终于挖出了一口井。井水清澈无比，甘甜异常。不久，井口附近长出一种植物，人们发现，这种植物的根茎细长色白，用开水烫后剥去外皮，肉质细嫩，带有爽口的甜味。有些人便将这种植物的根茎洗净泡水当茶喝。出乎人们意料的是，所有喝"茶"的人的干燥症状都不知不觉消失了。后来，每每有人出现咽痛、口干舌燥、干咳等症状时就用它煮汤喝，效果都立竿见影。因为这种植物形如参类，又生长在大沙漠上，所以便起名为沙参。

风寒咳嗽及大便溏稀，身体虚寒者禁服，痰湿阻肺咳嗽者慎服。

喉咙干燥咳痰带血用藕节双白汤

使用方法　百合20克，莲藕节（也可直接用莲藕）20克，水煎后用汤水冲服白及粉10克。

功效解析　百合除了滋阴润肺的功效外，还有一个非常重要的功效就是凉血止血。而莲藕自古是御膳贡品，生品性凉能清热，熟品性温能健脾养血。现代药理研究发现，藕中含有大量的单宁酸，有收缩血管作用，可用来止血。白及是古老的止血药，味苦性寒，质黏而涩，能收敛止血，消肿生肌。药理学研究证实，白及含大量黏液质，其中有多种聚糖，还含挥发油、淀粉，有缩短凝血时间及抑制纤溶作用，能形成人工血栓，进而起到止血效果。

喉咙干燥咳血，多因肺阴津亏虚，虚热内生而血不循经。此时止血只是治标，滋阴才是治本，所以以百合汤冲服白及粉便可以标本同治。此验方对肺部干燥而引起的少量咳血有不错的止血效果，如果出现大量咳血甚至吐血则提示肺部有恶性疾病，应及时去医院检查治疗。

白及得名是因"其根白色，连及而生"。不过劳动人民总是喜欢发挥聪明才智，赋予中药美丽的故事让它富有吸引力。关于白及的故事，其中一个就特别有意思。据说在西汉时期有一位将官，一次跟随皇上御驾亲征，没想到战事失利，队伍溃散。将军只身护送皇上回关，他们一路杀了十几个番将，刚要进关时，却突然又闪出六员番将，拦住去路。这将官力保皇帝先进关，自己返身迎敌，终因连日征战疲劳过度，寡不敌众，被敌人砍了几刀。但他忍痛拼杀回来，在临近关前时，不幸又被番将一箭射中，跌落马下，被关内的兵丁救起。

皇上爱将心切，急命太医抢救。最后，断了的筋骨被接上了，其他伤口的血也止住了，就是肺被箭射穿，伤口流血，呼吸急促，吐血不止。太医们束手无策。皇帝命人广布告示，四处征召能人医治。很快，一位老农揭了皇榜进京献药。老农拿着几株叶像棕榈叶、根像菱角肉的草药献给皇帝说："请把这药草烘干，磨成粉，一半冲服，一半外敷在箭伤处。几日便能痊愈。"

几株叶子就能治好太医们都治不好的病？皇帝本不相信，但别无良法，只得令太医们速速照办。果然，将官用药后不久便肺伤愈合，也不吐血了。事后皇帝要厚赏老农，老农拒绝说："我什么也不要，只求圣上叫太医把这药草编到药书里，公布于天下，使更多的人能治好肺伤出血。"皇帝答应了，便问这药草叫什么名字。老农回答说："此药还没有名字，就请圣上赐名吧。"皇帝想了想问老农；"你叫什么名字呀？"老农回答叫"白及"。

皇帝笑道："那就给它取这个名吧！"于是，"白及"就被载入最早的药学专著《神农本草经》，并一直运用至今。

服用禁忌　白及活血化瘀，女子经期和孕妇禁用。

体弱肺虚用鸭蛋百合汤调养

使用方法　鸭蛋1个，鲜百合15克或干百合9克（干品先浸泡），白糖3克。取适量水煮沸后，把鸭蛋打入锅内，放入百合，待蛋熟后调入白糖即可食用。喝汤吃蛋，每日1次，7日为1疗程。

功效解析　俗话说"久病多虚"，很多疾病起初是实证，身体正气尚能与邪气互搏，但拖得时间久了双方就都筋疲力尽，进入到拉锯战阶段。慢性咽炎就是这样一个例子，慢性咽炎多因急性咽炎反复发作或治疗不彻底留下病根，病程缠绵，反复发作，令人苦恼不已。此时辨证论治就不能使用峻猛的攻邪药，因为肺气已虚，再让它率兵作战，那攻伐的药物只会临阵倒戈。所以，治疗慢性咽炎，应注重清补，滋补肺气，扶正祛邪。

百合就有很好的清补作用，且主入心肺两经，能补气益血，滋阴润肺。有人说百合是"植物中的山羊"，山羊每走一步，就要把那片土地上的植被全都吃掉，连苔藓都不放过。而百合生长在某地，此地周围任何植物都不能种，因为百合要把所有的养分都吸收掉。百合汲尽土地之精华，土润而不燥，滋养万物，所以百合自古是清补的佳品。而鸭蛋味甘性凉，滋阴清热、生津益胃，适用于病后体虚、燥热咳嗽、咽干喉痛。用性凉的鸭蛋配合养肺阴的百合，滋肺阴、祛虚火，是治疗慢性咽炎的不错选择。每天早上一碗鸭蛋百合汤，既能治病，又能充饥。

服用禁忌　　　鸭蛋的脂肪含量也较高，中老年人不宜多食久食，胆囊炎、高血脂、高胆固醇患者勿服。

高效排毒的绿豆百合粥

使用方法　　　绿豆30克，百合20克，粳米60克。上述三味分别用清水淘洗干净，放锅内加适量水慢慢煨煮，煮至米烂粥熟，加适量冰糖即可食用。可当早餐食用，每天1次，连服数天。

功效解析　　　百合滋阴润肺，能保养肺脏。粳米益气，气足则呼吸功能增强，提高在雾霾天的抵抗力。而此处绿豆有类似于"清洗剂"的功效，帮助清洗肺脏。大家都知道，雾霾天空气中飘浮着很多有害物质，而这些有害物质最终都吸入进了肺脏里边，我们的任务就是把这些垃圾清扫出来。

绿豆是老百姓夏天最爱吃的谷物之一，既可以熬汤，也可以做糕点，味道清香，解暑通气。大家有所不知，绿豆还具有解毒的作用，中医认为绿豆能解百毒，帮助体内毒物的排泄，促进机体的正常代谢。现代科学研究证实，绿豆能解酒毒、野菌毒、砒霜毒、有机磷农药毒、铅毒、丹石毒、鼠药毒等多种有害物质。在雾霾天，熬百合粥的时候配一点绿豆，就可以快速有效地排出滞留在肺脏的毒素，免除毒气侵袭五脏六腑。

美丽传说　　　南方暑天湿热，所以当地老百姓特别喜爱绿豆，常把它做成绿豆饼。关于这绿豆饼，据说和收复台湾的大将军施琅还有一则典故。清朝康熙年间，福建水师提督施琅将军，奉命收复台湾。可是适合渡海作战的干粮却还没有着落。急忙传令伙头军苏顺成来见。

这伙头军苏顺成原是晋江坊脚人，在家的时候，当过糕饼师傅。施将军把制作军中干粮的重任交给他。苏顺成领命后，便与众伙头军商议，做成了肉馅煎饼。夜里他又煮了一碗甜绿豆粥和肉馅煎饼一起捧来给施琅将军作点心。

施将军掰开肉饼一看，摇了摇头说："六月暑天，将士征战辛劳，口干舌燥，如何吃得下这油腻腻的肉饼？"说完，他端起甜绿豆粥喝了几口，觉得满口冰凉，便说："这甜绿豆汤倒是爽心提神，可惜不是干粮。"施将军心中烦躁，不小心将剩下的那碗绿豆粥推倒了。正好那撮绿豆恰恰扣在肉饼上。这时苏顺成急忙上前收拾，施将军拦住了他，双眼看着那沾满绿豆的肉饼高兴地说："哈哈，有了！有了！"

苏顾成好生奇怪地问："大人，什么有了？"施将军指着涂满绿豆的肉馅说："你看，我们何不将绿豆做成绿豆饼当军中干粮呢！"苏顺本来就是做糕饼出身，一经指点便心领神会，想了一想便说："启禀大人，那就用面粉做饼皮，绿豆去壳加糖做成饼！"

施将军听后满心欢喜，立刻传命伙头军赶制绿豆饼。后来，苏顺成解甲回乡，就在坊脚街、泉州城开起绿豆饼店。至今，绿豆饼还是福建、台湾人民最喜爱的糕点之一。

 绿豆性寒凉，攻伐邪气的效力强，所以老、幼、体质虚弱及平素四肢冰凉乏力、腰腿冷痛、腹泻便稀的虚寒体质人群不宜多服。女子经期和妊娠期间也应禁服。

喉咙发不出声用雪梨马勃饮来帮忙

 取马勃 10 克，加适量水煎煮，去渣取汁 300 毫升，兑入雪梨汁 100 毫升，混匀后饮用，每日 1 次，连服 3 日。

生活中我们常常遇见这种情况，连续熬夜加班后一觉醒来发现嘴上不但长出了许多火泡，喉咙也哑得发不出声音。想说话却说不出来，这在中医上叫"暴喑"，是由于肺热炽盛，肺失清肃，邪闭清窍而引起的。肺为声音之门，与喉部发声关系密切，中医上一个词叫"金实不鸣"，金就是肺，意思是肺部实证容易让人发不出声音。就像是牛皮大鼓，并不是气打得越足越好，如果太实就敲不出来声音。而长期熬夜，嗜食厚味或烟酒过度就会使津液丢失，痰热壅肺，导致"金实则无声"。

雪梨清热生津，润燥化痰，归肺、胃经，对咽喉干、痒、痛、音哑等症状都有不错的治疗效果。而且梨肉脆汁多、酸甜可口，富含苹果酸、柠檬酸、维生素 B_1、B_2、C、胡萝卜素等多种营养物质，非常适合用来补充人体丢失的津液。马勃独归肺经，味辛性平，宣肺开音效果尤佳。《本草纲目》记载："清肺，散血热，解毒。能清肺热咳嗽，喉痹，衄血，失音诸病。"以雪梨配马勃，功能清泄肺热，肺中实热一去，喉咙这台大鼓，自然敲起来咚咚作响。

雪梨是常用水果，大家都非常熟悉，但提起马勃大家就了解得很少了。那马勃为何叫"马勃"呢？相传，马勃原是一个放猪娃的名字。一次，马勃和几个孩子到荒山割草。有个孩子不小心，腿肚子被树枝划破了，鲜血直流。那孩子疼得直哭，别的孩子也吓慌了。马勃却说："别哭，你把伤口按住，等我给你治。"

他在山坡上东转西转，找到一个灰褐色的包样东西。马勃把灰包往那孩子的伤口上一按，然后用布条扎紧，便把他背回了家。过了3天，那孩子揭开一看，伤口没化脓，而且还长出了新鲜的嫩肉，再过两天，伤口全好了。

人们问马勃："你小小年纪，怎么知道那东西止血？"

马勃说："有一回在山上砍柴，一没留神，腿被刀砍了，血流不止，疼得直冒汗。正在这时我看见身边有个大灰包，急忙用它按住伤口，当时就止住了血，过了几天，伤口就长好了。以后，不管手划破了，还是脸碰了皮儿，我都去找大灰包来治。"

从此以后，人们就传开了，凡是有外伤的就找马勃。找不到马勃，就到山上找大灰包。日子一久，"马勃"便成了大灰包的名字。马勃本草记载最早见于《名医别录》，称其"味辛平无毒，主治恶疮马疥。"后来人们渐渐发现，马勃不但可以止血，还能清利咽喉、散瘀消肿，宣肺开音，最终成为一味广泛使用的中药。

 服用禁忌　　马勃主要用来清热，久病后肺气虚弱导致的失音和风寒束肺失音者无效。

老咳嗽就喝杏仁雪梨汤

 使用方法　　杏仁 10 克，雪梨 1 个，冰糖 30 克。先将梨削去核，切成小块，然后与杏仁、冰糖共置碗中，加适量水后放锅内隔水蒸或炖 1 小时即可食梨喝汤，每天 1 次。

 功效解析　　空气质量不好，人就会咳嗽连连，这主要是肺脏吸入了太多的有害物质。肺为气之主，诸气上逆于肺则呛而咳。人为什么会出现咳嗽？说白了就是肺所主的气不愿意在肺里待，要冲破喉咙跑出去。究其原因就是老窝脏得待不下去了，这个时候就该给肺进行一番大扫除。那说起清肺，就不得不用雪梨。雪梨为百果之宗，其汁液更有"天生甘露饮"的美称。既可食用，又可入药，能清肺、润肺、化痰、解毒，预防和治疗多种呼吸系统疾病。有研究发现，多吃梨可改善呼吸系统和肺功能，保护肺部免受空气中灰尘和烟尘的影响。

杏仁是止咳平喘的要药，能将要冲破喉咙的肺气压下去，使肺气的宣发肃降重新回归正常，从而起到止咳的作用。药理学研究表明，杏仁中含有苦杏仁苷，苦杏仁苷在体内能被肠道微生物酶或苦杏仁本身所含的苦杏仁酶水解，产生微量的氢氰酸与苯甲醛，对呼吸中枢有抑制作用，起到镇咳、平喘作用。如果在雾霾天，家人咳嗽连连，呼吸不畅，大家就可以杏仁雪梨汤代茶饮用。

 大家知道为什么中医又被称为"杏林"吗？我来告诉您吧！相传三国时东吴有一位名医，医术高超，治病从不收钱，患者病愈以后，为了报答他，就在他家的周围载上数株杏树。几年之后，这些杏树的数量竟然达到了十多万株，成了一片面积广大的杏林。"誉满杏林""杏林春满"这样称颂医生医术高超的成语就典出于此。当然，种杏树也是因为杏树的全身都是宝，皆可入药。杏花可补气血不足，杏叶可治目疾、水肿，杏枝可治跌打损伤引起的瘀血，杏果具有清热祛毒、生津止渴的作用。中医认为，杏仁苦、温，有毒，能止咳平喘，润肠通便。杏仁随配伍不同，可用于多种咳喘：与麻黄、甘草同用，能治疗风寒咳嗽、喘满痰多；与桑叶、菊花配伍，如桑菊饮，能治疗风热咳嗽。但食杏仁不宜过多，以免产生不良的后果。

另外，有一种杏叫"贵妃杏"，想必很多人都听说过。相传，唐代贵妃杨玉环，幼时生活在灵宝，脸色虽白而不嫩，皮肤细而不润，长得并不十分好看。她家院中有一颗杏树结的杏儿又大又黄，格外香甜，玉环年年食之，长大后竟变得冰肌粉面，如花似玉。由此可见，杏真是宝贝啊！

 杏仁有小毒，不宜多服。孕妇和婴幼儿禁服。

老少皆宜养肺饮雪梨罗汉汁

 雪梨 2 个去皮、核，切成碎块，罗汉果 1 枚洗净。二者共放锅中，加适量水，煮 30 分钟即可饮用。

功效解析　冰糖雪梨汤想必大家都喝过，将雪梨去皮切丁入锅加入冰糖熬煮，甘甜润喉，能润肺、清心、消痰、降火、解毒，是秋季养肺的绝美佳味。不过，冰糖雪梨的味道虽好，但高血糖病人却只可远观，不能亲自享用。但是，我这副雪梨罗汉汁就不必有此苦恼了。罗汉果是天然的甜味素，虽然甜味醇厚，但热量极低，临床上常作为肥胖者和糖尿病患者的代用糖。而且罗汉果本身也是清热润肺、止咳利咽的常用药。罗汉果配雪梨，功效加强了，适宜人群也更广了，而且味道比用白糖更甘甜。

美丽传说　据说以前这雪梨也单单只作为水果食用，并不知道它还有药用价值。从前有个老头，他的儿子得了痨病。但老头非常吝啬，不但平日在钱财方面抠得很紧，就算是儿子得了重病，他还是差使儿子去梨园干活。

这年秋天，老头的梨园遭受暴风雨，梨园里没熟的梨掉了满地。卖吧没人要，丢了吧太可惜。老头算计着不如把梨煮熟当饭吃，这样可以省下大米的钱。可怜他那痨病儿子也要跟着顿顿吃梨。但是令人没想到的是，他吃了一段时间后感觉咳嗽减轻不少，肺部不适没有以前那么严重了。

他找医生诊治，医生切过脉叫道："哎呀，你的病怎么减轻啦？这些日子吃什么药来的？"

他想了想说："我没吃药啊，就是天天拿梨当饭。"

医生问明情况，想了想说："也许这梨能治病。"

于是第二天，医生从老头家买了许多梨，又把当地害痨病的人都找来，让他们回去煮梨吃。这样过了一个多月，病人都有好转。医生怕鲜梨不好保存，就把它制成"梨膏"，让病人继续吃。半年过后，原来推手不治的病人一个个竟然全好了。从此，人们便知道了梨对治疗肺部疾病有不错效果。

服用禁忌　方中罗汉果性凉，怕冷、腹泻的寒虚体质患者不宜多喝，女子月经期间可以减量食用。

预防流感的青龙白虎汤

使用方法　　青果30克，白萝卜100克。橄榄洗净捣碎，白萝卜切成细丝，同入锅中，加适量水煎煮20分钟，出锅后取汁饮用，每日2次。

功效解析　　青龙白虎汤出自《王氏医案》，"青龙"即青果，"白虎"即白萝卜。青果其实就是橄榄树的果子，福州有句民谣叫"桃三李四橄榄七"，也就是说桃树种植后要3年结果，李树要4年，而橄榄树则需要7年才能挂果。橄榄的果子初食略有酸涩苦感，久嚼后味转清甜，满口生津，余味无穷。

中医认为，青果味甘酸，性平，入肺、胃经，有清热解毒、利咽化痰、生津止渴的功效，适用于咽喉肿痛、烦渴、咳嗽痰血、鱼骨鲠喉等。《本草纲目》记载"生津液、止烦渴，治咽喉疼，咀嚼咽汁，能解一切鱼蟹毒"。现代研究显示，青果营养丰富，果肉内含蛋白质、碳水化合物、脂肪、维生素C以及钙、磷、铁等矿物质，其中维生素C的含量是苹果的10倍，梨、桃的5倍，含钙量也很高，且易被人体吸收，民间有"冬春橄榄赛人参"的美誉。每日嚼食2~3枚鲜橄榄，可防止上呼吸道感染。

萝卜是老百姓常吃的蔬菜，同时具有很高的营养价值，在民间就有"冬吃萝卜夏吃姜，一年四季保安康"的谚语，白萝卜具有润肺止咳、宽胸理气的作用，常服能增强人体的免疫力。所以，青果和萝卜配伍煎汁饮用可以有效防治呼吸道感染，预防流感。

《王氏医案》中描述说："二味处处皆有，人人可服，物异功优，任久无弊，实能弥未形之患，勿以平淡而忽诸。"也就是告诉大家，此方时时服能防患于未然，不要因为它们看似平淡无奇而忽视掉。

中国是橄榄的故乡，其产量居世界之首。橄榄在北方称之为"青果"，在南方称之为"橄榄"。关于橄榄还有一则趣闻。相传有一位老中医，医术相当高明。一天有个叫黄三的人来看病，他说："久仰先生大名，今日特来求医，吾黄胖、懒惰、贫寒，望能妙手医治。"老中医暗忖，此"三病"之根在于懒惰，须先将其由懒惰变得勤劳。便告诉他："从明天开始，你每日早晨去荣馆饮橄榄茶，然后拾起橄榄核，回家种植于房前屋后，常浇水护苗，待其成林结果，再来找我。"

黄三遵嘱照办，细心护林。几年过去了，橄榄由苗而树，由树而林，由林而果，黄三终于变得勤快起来了，人也长得壮壮实实。可是他仍然很穷。便去找老中医。老中医笑曰："你已没了黄胖、懒惰之症了，你且回去，从明天开始，我叫你不再贫穷。"

次日，果然有不少人前来向黄三买橄榄，从此，陆续不断，黄三也就不再贫穷了。原来，老中医开处方时需要橄榄作药引，而这一带没有出产，便想出这个给黄三治病的办法。人们都叹服老中医的高明。

 无特殊禁忌，但服用青果时勿食用牛肉，两种食物易引起身体不适。

润肺利湿橄榄茶

青果 10 克，淡竹叶 6 克，加水 500 毫升，煮沸 5 分钟后代茶饮用。

橄榄茶是南方民间的传统茶品，南国天气炎热，湿气大，咽喉易黏腻不爽。这时人们常会从橄榄树上摘下成熟的青果，或嚼着吃、或泡茶饮，清肺利咽，生津润喉，顿时觉得胸中宗气畅达。宋朝著名诗人陆游游历南方时曾留下"寒泉自换菖蒲水，活水闲煎橄榄茶"的诗句。

方中青果即橄榄树的果子，味甘、酸，性凉，归肺、胃经，能清肺利咽，生津止渴。而且青果还有解毒的作用，现在南方人煮河豚和团鱼的时候，还保留着放入橄榄的习惯。青果常食有益于健康，被称为"天堂之果"，寓意是上天对人们的馈赠，我们应好好珍惜和利用。

淡竹叶味甘、淡，性寒，能祛烦热，利小便，除烦止渴。淡竹叶虽归肾经，但对胸中疾热、咳逆上气也有很好的治疗作用。肺中积热有时候是下元肾火熏蒸而上，通过泻肾火来清肺热就犹如"釜底抽薪"。而且竹叶特有的清香味很迎合现代人"回归自然"的心态，让人看见、闻到，心中就觉得滋润。研究发现竹叶对细菌和真菌均具有强烈的抑制作用，这对雾霾天预防呼吸道感染有很好作用。

"青果沾唇口腔新，余有绕喉脾胃津"，以青果和淡竹叶组成的橄榄茶，气味清香，入口即润，能爽身心，养脾胃，增食欲，是雾霾天的保健佳品。

人们对淡竹叶能解胸中烦闷发热的功效认识已久，而且还不乏许多有意思的典故。相传，建安十九年，曹操独揽大权，在朝中威势日甚，此时刘备已取得了汉中，羽翼渐丰，在诸葛亮的建议下，发兵声讨曹操。先锋即是张飞与马超。兵分二路，张飞一路兵马到巴西城后，即与曹操派来的大将张郃相遇。张郃智勇双全，筑寨拒敌。猛张飞急攻不下后，便指使军士在阵前骂阵。张郃不理，在山寨上多置檑木炮石，坚守不战，并大吹大擂饮酒，直气得张飞七窍生烟，口舌生疮，众兵士也多因骂阵而热病烦渴。

诸葛亮闻知后，便派人送来了 50 瓮佳酿，并嘱咐张飞依计而行。酒抬到了阵前，张飞吩咐军士们席地而坐，打开酒瓮大碗饮酒，自己更是把瓮大饮。有细作报上山寨，张郃登高一看，果然如此，恶狠狠地骂道："张飞欺我太甚！"传令当夜下山劫寨，结果遭到惨败。原来张飞使的是一条"诱敌之计"，他们白天在阵前喝的不是什么"佳酿美酒"，而是孔明遣人送来的一种中药汤——淡竹叶汤，既诱张郃上当，又为张飞和众军士们解火治病。

 服用禁忌　淡竹叶寒凉，孕妇忌服。身体无实热者慎服。

远离咽炎的　"小茶包"

 使用方法　甘草 250 克，桔梗 250 克，麦冬 250 克，怀牛膝 500 克，青果 100 克。将以上药共研碎成粗末，每 10 克为 1 包，用塑料袋封装备用，饮用时用纱布包裹放在保温杯里，用开水冲泡代茶饮，每日饮服 1~2 包。

功效解析　在雾霾天人们总是容易被咽炎找上门，就好像有脏东西悬在喉咙处，咳不出来又咽不下去，非常难受。这是咽部黏膜出现了炎症，中医讲就是气血在咽部出现了郁结，形成了肿块。"正气存内，邪不可干"，对肺脏来说，如果肺气固卫自然能御敌于千里之外。

这个泡茶饮是一个养肺固肺的小方子，不过麻雀虽小五脏俱全，方中桔梗"利五脏、补气血"，能宣肺、祛痰、利咽、养气。麦冬气香，味甘，养阴生津，润肺清心。青果清热解毒、利咽化痰、生津止渴。怀牛膝补益肝肾，强身健体，李时珍说它："滋补之功，如牛之力。"甘草调和众药，增强疗效。打铁仍需自身硬，想要在雾霾天独善其身，不被咽炎所扰，不妨就试试这个养肺固肺的小茶包吧。

美丽传说　怀牛膝是补肝肾强筋骨的要药，在古代因为产量少，所以非常珍贵。关于它的来历，还有一则传说：从前有一个郎中，采药行医多年，靠着一种药草治愈了很多很多的劳伤病人，但因为他心地善良，从不收病人的银子，所以年老时一贫如洗。后来年纪大了，他就想把治病的秘方传授给一位心地善良、医德高尚的好徒弟。但他的四个徒弟究竟谁好谁坏，他心里一时没底，便决定试一试。

一天，郎中把四个徒弟叫来，语重心长地对他们说："我如今年老多病，以后恐怕不能再采药行医了。你们几个都学会了本事，各自谋生去吧！"大徒弟听后，心里打起了小盘算，心想："师傅挖了一辈子药，给人看了一辈子病，准攒下不少钱财。他无儿女，钱财理应归我。"于是便对师傅说："师傅呕心沥血，教我学会了本事，我该给您养老，您就搬到我那里住吧，我会侍奉好您老人家的。"别的徒弟也都这么说。郎中听了满心欢喜，便搬到大徒弟家住下。开始时，大徒弟招待得还不错，师傅很满意。但过了些时日，这徒弟偷偷翻看了师傅的包袱，发现师傅根本没钱，只有一样没卖出去的药草。于是对师傅一下子冷淡起来，整天挖苦挑刺。郎中这才看透了大徒弟的心，很伤心地离开，搬到了二徒弟家中。谁知二徒弟也和大徒弟一样，先是殷勤备至，等发现师傅没钱时也冷下脸来。无奈，师傅只得搬到三徒弟那里。没想三徒弟更是个财迷，当他知道师傅只不过是个穷郎中时，只让住了三天，就把师傅撵出家。师傅不愿再去四徒弟家了，他坐在街上哭起来。这时，最小的徒弟得知了，连忙把师傅请到自己家里。

郎中问小徒弟："我身无分文，还能白吃你的饭吗？"小徒弟说："师傅如父母，徒弟供养师傅理所当然，您老尽可放心！"师傅见他说得实心实意，就安心住下了。谁知过了没几天，郎中就病倒了。小徒弟整天守候床前，里外侍奉着，真像对亲生父母一样孝顺，郎中看在眼里，喜在心上。病好后，郎中把小徒弟叫到跟前，解开随身小包袱，拿出一种草药对小徒弟说："这种药草是个宝，用它制成药，补肝肾强筋骨，药到病除，我现在就传给你吧！"

不久，郎中去世了，小徒弟为其安葬妥当。以后，他靠师傅传下的秘方，成为一个有名的郎中。有人问起药草的名字，小徒弟见其形状特别，茎上有棱节，很像牛的膝骨，就给它起名叫"牛膝"。

方中牛膝有活血祛瘀之功，孕妇及月经过多者禁服。

化痰降脂除油腻可用双色茶

使用方法 取青果两枚，绿茶 1 克。将青果连核切成两半，与绿茶同放入杯中，冲入开水，加盖闷 5 分钟后饮用。

功效解析 绿茶是未经发酵制成的茶，因此较多地保留了鲜叶的天然物质，含有的茶多酚、儿茶素、叶绿素、咖啡碱、氨基酸、维生素等营养成分也较多。绿茶泡起来有股天然的清香气味，汤色青翠碧绿而透明清澈，与大自然的特性浑然一体，深受古代文人隐士的喜爱。绿茶解油腻，降血脂，消食化痰，清心除烦，还有美容功效。

现代人都喜欢泡绿茶，不过大家试想一下，如果绿茶中放入青果会有什么效果呢。青果有生津止渴的作用，泡茶的时候放一两枚青果，那茶喝起来就不止是清香了，还具备了清热利咽、生津解毒的功效，对防治咳嗽、咽喉肿痛等呼吸系统疾病有不错效果。

美丽传说 绿茶清新淡雅，还有减肥效果，广受女孩子喜欢。只是大家不知，这天下第一个推广绿茶的人却是农民出身的朱元璋。湖北产的"松峰茶"是绿茶的一种，湖北也是最早制作绿茶的地方。

相传元朝末年，朱元璋率领农民起义，羊楼洞茶农从军奔赴新（疆）蒙（古）边城。他们在军中见有人饭后腹痛，便将带去的蒲圻绿茶给病者服用。服后患者相继病愈。这件事被朱元璋得知，他记在了心里。当了皇帝后，朱元璋和宰相刘基到蒲圻找寻隐士刘天德，恰遇在此种茶的刘天德长子刘玄一。刘玄一请朱皇帝赐名。朱元璋见茶叶翠绿，形似松峰，香味俱佳，遂赐名"松峰茶"，又将长有茶叶的高山，命名为松峰山。明洪武二十四年（1391），太祖朱元璋因饮羊楼松峰茶成习惯，遂诏告天下：
"罢造龙团，唯采茶芽以进。"因此，刘玄一成为天下第一个做绿
茶的人，朱元璋成为天下第一个推广绿茶的人，羊楼洞成为天下
最早做绿茶的地方。

 　　茶叶中含有大量茶多酚、咖啡碱等，对胎儿在母腹中的成长
有许多不利因素，孕妇应少饮或不饮茶。

让嗓子不再 "冒烟" 的玄参茶

 　　玄参 5 克，绿茶叶 2 克。将玄参、茶叶同置于茶杯中，冲入
沸水适量，浸泡 5 ~ 10 分钟后代茶饮，每日 1 剂。

 　　百姓间有句非常夸张生动的话，叫"我的嗓子都快冒烟了"，
冒烟是不可能的，但是也充分反映出了一个问题，那就是喉咙里
有热了，有火了。这时候就会出现嗓子干疼、老想清嗓子等等很
多问题。告诉您个秘密吧，很多人觉得中医非常神秘，其实也简
单得很，有味中药就专门有清热凉血、治疗咽喉肿痛的作用，那
就是玄参。

　　绿茶不是一种茶，是一类茶的总称，比如说碧螺春、西湖龙
井、黄山毛峰、信阳毛尖等等，都属于绿茶。

　　绿茶在我国被誉为"国饮"。现代科学大量研究证实，绿茶
不仅具有提神清心、清热解暑、消食化痰、去腻减肥、清心除
烦、生津止渴、降火明目等药理作用，还对现代疾病，如辐射
病、心脑血管病、癌症等疾病，有一定的药理功效。所以，这道
玄参茶是专门针对嗓子有火而设计的，有时候天气干燥，很多人
感觉嗓子发干、老想清嗓子，不妨去买点玄参、绿茶，泡水喝，

不适很快就解决了。

饮用禁忌　此方有清热作用，因此不宜长期服用，以免损伤阳气。另外，孕妇要禁用。

口不渴睡得香的玄参粥

厨房诀窍　玄参15克，大米100克，白糖适量。先把玄参洗净，放入锅中，加清水适量，大火烧开后换成小火煎上20分钟，然后把药汁倒出来，加入大米煮成粥，最后，根据自己的口味加点白糖。每天早晚根据自己的饭量各喝1次即可。

功效解析　玄参有清热降火、滋阴解毒的作用。而咱们平常吃的大米，其实也是有滋阴除烦的功效的。中医上有"五谷"之说，稻、禾（小米）、稷（高粱）、麦、菽（豆）称为"五谷"，稻就是未加工的大米。中医认为大米味甘性平，具有补中益气、健脾养胃、益精强志、和五脏、通血脉、聪耳明目、止烦、止渴、止泻的功效，称誉为"五谷之首"。古代养生家还倡导"晨起食粥"以生津液。所以这个方子里，用玄参配上大米，总的来说凉血滋阴，解毒软坚。如果您感觉自己经常烦热口渴、夜寐不安、咽喉肿痛等都可用这个方子熬粥食用。

　　在这里需要提醒的是，现在市场上的大米种类也非常多，让人眼花缭乱，事实上，选大米的时候选本地产的大米最好了，因为中国有"一方水土养一方人"之说嘛。

食用禁忌　此粥适合热证人群饮用，所以有手脚冰凉、大便稀、喜温畏寒等症状的人要少食或不食，孕妇禁用。

第六篇

增强体质才能保护自己

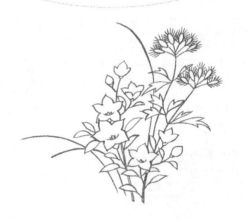

补足肾气才能呼吸有力

肾为一身之根本，既然肾的地位这么高，那身体的各项机能的发挥都离不开肾脏的参与。这就像是古代封建制度，治理国家天子要事无巨细，事必躬亲，下边文臣、武将各类官员都是跑腿干活的，最后这事成不成还得皇帝说了算。而在人体呼吸机能方面，肺与肾就存在着这样一层关系。

古代医书《类证治裁》上说："肺为气之主，肾为气之根。肺主出气，肾主纳气。"但人体吸入的宗气最后跑哪里去了？答案是送到肾里封藏起来了。也就是说，肺主呼吸是我们所能看见和感受到的，而肾主纳气是我们所看不见且无法感知的。但是，越是重要的东西越是喜欢藏在幕后，肾脏是人体呼吸机能运作过程中不可忽视的一环。肾为一身之气的根本，肺脏呼吸的快慢、深浅、长短等都需要肾精提供能量，就像手电筒里的电池，电量充足灯泡才熠熠生辉。

肾气充足，则纳气正常，呼吸深长有力。若肾气不足则会出现肾不纳气，自然界清气吸入体内后无所归依，就像无根的浮萍，虚浮飘散，身体表现为呼多吸少、动则气喘、气息不续。在肺部同等健康的状态下，为什么老年人于年轻人比起来，呼吸频率快，空气总感觉不够用，稍一活动就气喘连连？原因就是随着年龄的增加，肾气越来越衰弱，纳气不足，肾脏存的气少了，肺部只好不停地向外要。所以想要呼吸均匀有力，肺脏康健，我们就要抓住肾脏这个纳气的根本，多补充肾气。

肾气如何补？锻炼是肯定不行的，现在空气污染这么严重，室外锻炼往往得不偿失，我教大家一个方法是按摩自己的耳朵，具体包括以下几种方法。

拎耳屏：双手合指放在耳屏内侧后，用食指、拇指提拉耳屏，自内向外提拉。手法由轻到重，牵拉的力量以不痛为限。每次 3~5 分钟。

扫外耳：双手把耳朵由后向前扫，以听到"擦擦"声为度。每次 20 下，每日数次。

拔双耳：两食指伸直，分别伸入两耳孔，旋转 180 度，反复 3 次后，一般拔 3~6 次。

鸣天鼓：两掌分别紧贴于耳部，掌心将耳孔盖严，用拇指和小指固定，其余三指一起或分指交错叩击头后枕骨部，随即听到耳中"咚咚"鸣响，如击鼓一般。

摩耳轮：以食指贴耳郭内层，拇指贴耳郭外层，不分凹凸高低处，相对捏揉。此法不拘遍数，做 2~5 分钟，以耳部感到发热为止。

按耳窝：先按压外耳道开口边的凹陷处，按压 15~20 下，直至此处明显地发热、发烫。然后再按压上边凹陷处，同样来回摩擦按压 15~20 次。

提耳尖：用左手绕过头顶，拇、食指捏住右耳上部，先揉捏此处。然后再往上提揪，直至该处充血发热，每次 15~20 次。同样用右手绕过头顶，提捏左耳。

拉耳垂：用左右手的拇、食指同时按摩耳垂，先将耳垂揉捏、搓热，然后再向下拉，不拘遍数，做 2~5 分钟，以耳部感到发热为止。

养摩全耳：双手掌心摩擦发热后，向后按摩耳正面，再向前反折按摩背面，反复按摩 5~6 次。

"耳为肾之官"，是肾的外部表现，你看耳朵的形成是不是和体内的肾脏一模一样，而且也是左右各一。中医早有"耳坚者肾坚，耳薄不坚者肾脆"的论述，人体的各个器官不是相互孤立的，而是存在着密切的联系。耳朵气血组织丰满，透过耳朵我们可以窥见肾脏的强衰。老人常说耳朵大有福，其道理就源于耳为肾的外候。而在医学实践中，我们反其道而行之，通过按摩耳朵也可以疏通经络，促进气血运行，从而对肾脏及全身脏器产生保健作用。

此外，生活中还有很多补肾的食物，比如山药、核桃、羊肉、黑豆、黑芝麻等等，大家也可以通过食疗的方式来补肾益肺。

肺居上焦而司呼吸，肾位下焦而主纳气，肺肾相合，吸纳相因，则呼吸深长，节律调匀。所以对付呼吸系统上出现的不适或疾病，大家不要把目光仅仅停留在肺上，擒贼先擒王，想要呼吸有力补充肾气必不可少。

药浴助您洗净一身浊气

衣服脏了需要用水洗涤，买回来的蔬菜水果在食用前也需要用清水仔细冲洗一番。水不但能滋润万物，而且能清洗万物，让原本污秽的东西变得干干净净。现在空气污染越来越严重，人们在外边奔波一天，免不了身体沾染许多灰尘杂垢。特别雾霾天，几乎能让人"白发变黑发"，瞬间返老还童。于是，越来越多的人开始重视清洗自己的身体，睡觉前冲个热水澡似乎成了像吃饭、喝水这样生活中不可缺少的基本环节。

不过，我常告诉我的病人洗澡的时候不但要冲，而且要"泡"，不但要"泡"，还要用"药"。因为，若只单单用清水来冲或是泡，只能洗净肌肤表层的灰尘，而那些已经深入毛孔，甚至渗入体内气血的污秽邪气要借助于药力的作用才给排出来，这就是中医所提倡的"药浴"。

"沐兰泽，含若芳。"通过沐浴含有兰草的雨露，可以使人时时散发宜人的芳香。古人早在周朝时期就认识到洗澡的时候在浴桶里放一些花花草草，可以让身体起到不一样的效果，而中医"药浴"也渐渐被历代中医名家推崇。"药未入口，未伤胃气""清洗肌肤、逐瘀尤易""愉悦心情、释放压力"等这些都是药浴的优势。药物通过热水的热气渗透全身肌表，并经吸收，循行经络血脉，内达脏腑，由表及里，从而疏通经络、活血化瘀、协调脏腑、通行气血，把体内的毒气、邪气全部清洗出来。

雾霾天里肉眼看见的灰尘我们可以随即清理掉，而看不见的、已经渗入肌肤的需要借助于药力。想要清洗身体的污浊之气，大家不妨试一试"三枝熏洗方"。以樟树枝、桑树枝、柳树枝、艾叶各120克。先将诸药加水放入大锅内煎煮10分钟，待药味全出来后，将煎好的药渣和药水一起倒入缸内（如果药渣太碎，可用纱布包裹），随后兑入热水，患者赤身躺入浴缸浸泡，为增加效果，浴缸上还可以盖上一条浴巾，储存热气。

樟树全株具有樟脑般的清香，做成樟脑丸可以驱虫，中医认为樟脑入药可以解表透疹，理气活血，能避邪恶，除风湿。而且香气还具有醒神的作用。

桑树枝可祛风湿，利关节，行水气。《本草再新》记载它还能强肺气，止咳除烦。柳树枝也可以祛风邪，主治血凝气滞，风寒外束，煎水熏洗可以活血通络。三味药共用能温经通络，不仅可驱除雾霾天的阴寒之气，还能把皮肤里里外外清洗一番。

另外，中药药浴会在水面泛起薄薄的一层雾气，这是药草的精华，而且气味芳香，闻之可以让人身心愉悦，大家浸泡时要时时以鼻吸入。泡澡时要把水温控制在40℃～50℃，一次不要泡时间太长，每5分钟起来休息一下，用冷水洗洗手足后再浸入药浴中5分钟，这样反复几次，方便身体不断排出浊气，让药物在肌肤毛孔中推陈出新。

消除慢性咽炎的口型体操

 主治症状　慢性咽炎出现的咽痛、咽痒、声嘶、咽中有异物感、干咳等不适症状。

功效解析　大家常说"凡事别光动嘴皮子功夫"，不过对于治疗慢性咽炎，还真是动动嘴就能起到不错的治疗效果。嘴是脸部运动范围最大、最富有表情变化的部位，不论我们活动嘴唇还是进食，都可以牵动脸部肌肉，刺激唾液分泌。人体的唾液被俗称为"金津玉液"，具有很好的保健作用。中医认为，常咽唾液有"灌溉五脏六腑，润泽肢节皮毛"、增强脾胃功能、促进消化吸收等作用，故有"咽津益寿"之说，而且唾液本身也具有消炎功效，能缓解咽干、疼痛等慢性咽炎症状。

 锻炼方法　此锻炼方法主要在"嘴上"，具体分五个动作。

1. 张口。上下唇张开，尽量使口型张大。张口的同时，心中默念"啊"字，舌头在口腔内做自然的伸缩运动。此动作可以使咽部得到拉伸，促进口腔内的唾液分泌，有利于缓解口干。做收口口型时，心中默念"嗽"字，两腮向里凹陷，口腔变窄。舌头在口腔内做自然的前后伸缩运动。此动作可使咽部受到拉伸，同样也能刺激唾液分泌，补充口腔津液。

2. 咧口。口角向两侧拉伸，做咧嘴动作。心中默念"一"字，口型也像"一"字。此运动不仅可使口腔内的牙龈、舌头等受到挤压按摩，而且还会牵涉到整个颈项部位的肌肉和筋膜，对促进咽喉部位的血液循环，减轻咽痛症状有效。

3. 错口。口型微微张开，以下颌骨向左右活动，移动错开，形似老牛反刍。这个动作可使咽喉两侧壁受到牵拉，加强咽部的活动而增加唾液分泌，改善咽痛症状。

4. 嘬口。做类似小孩嘬奶状的口型，两颊往里收。舌头在口中纵向形成条状卷起，做一伸一缩地前后移动，可对上腭及咽喉部做轻柔地按摩，以刺激口腔唾液分泌。待到唾液满口后，徐徐咽下，以滋润咽喉。

5. 闭口。双唇紧闭，在口中鼓气。由于口腔闭合，可使气流冲击咽部，以气流对整个口腔和咽喉进行按摩。口腔受到刺激，便会分泌出大量唾液，徐徐咽下可滋润咽喉，改善咽干症状。

 以上每个动作做 5 分钟，每天练习 3～5 遍，即能起到较好的治疗作用。

增强体质的补肺强肾操

 缓解因雾霾天阴津暗耗，导致呼吸系统出现的各种不适，并增进体质，预防雾霾天旧病复发。

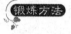**功效解析**　　雾霾天容易耗伤人体津液，津液对人体起着濡养滋润的作用，而与津液联系密切的两个脏器，一个是"肾"、一个是"肺"。肺为水之上源，肾为水之下源。肺主行水，肾主化水。所以通过锻炼增液利咽，上滋肺阴，下固肾水，也可以补充雾霾天耗伤的津液。

锻炼方法　　1. 身体直立，两脚保持与肩同宽，双膝稍稍屈；双目平视前方，项直，沉肩，同时左手心向里、右手心向外，相叠置于丹田（肚脐下 1 寸半）处。闭口，舌抵上腭，微闭眼，自然呼吸，心中排除一切杂念入静，意守丹田。

　　2. 入静后，使舌头在口中不停地搅动，此谓"赤龙搅海"，使口中唾液不断地增生，待唾液满口时，分三口随气徐徐咽下，用意送到丹田。如此法照做 6 次。

　　3. 双手合十放在面前，用两手大拇指扣住下巴，微张嘴。放松下颌，意念从丹田移守脚下涌泉穴（涌泉穴是人体足底穴位，位于足前部凹陷处）。然后，将合着的双手向前、向上不停地颤动，使放松的下颌随手的颤动一松一合，带动下齿叩击上齿，速率一般以每分钟 120 次左右为宜。随着上下齿的不断互叩和双唇的颤动，此时就会有一股津液从舌根下源源不断地升聚在口中，待到津液满口时，仍以上法，分三口随气徐徐咽下，意送丹田。如法做 3 次。

　　4. 最后用双手搓面，摩头，各 36 下后收功。

锻炼提醒　　此锻炼方法每天早晚各练 1 次，能强肾水，补肺阴，强身健体，特别适合雾霾天易感疾病的老年人。

揉手掌治咳嗽

操作手法：在我们双手中指、无名指指根下方，有一片区域是手掌的肺敏感区，两手交替以每分钟30下的频率进行按揉，每天早、中、晚各做一次，每次3~5分钟即可。

适用症状：感冒咳嗽、痰多、流鼻涕、精神差。

功效解析：中医认为人的手掌是人体的全息反射区，也就是说，人体的五脏六腑在手掌上都有对应的区域。而中指、无名指指根下方对应的是肺脏，是肺敏感区，刺激这个位置具有

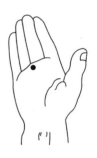

利肺气、止咳喘、化顽痰的功能，对治疗感冒咳嗽也有不错疗效。去年冬天，有一阵子气温波动非常大，我不小心"中招"感冒了，鼻涕不断，嗓子里还有很多痰，精神也不太好。我就每天早、中、晚按摩这个敏感区，很快就感觉鼻涕不是那么多了，鼻子也透气了，精神也比以前好了。两天后痰也没了，清水鼻涕也变稠了，很快感冒就自愈了。

再多给大家讲讲这个敏感区的好处吧！它主要是宣通肺气。"气"对我们人体非常重要，人活一口气嘛，而肺气充足对我们有什么好处呢？肺主皮毛，肺脏通过它的宣发功能把水谷精微输布到皮毛，来滋养周身肌肤、肌肉。所以，肺气充足的话，人的肌肤就会充盈，脸色才会红润有弹性，肌肤才会光滑细腻。如果留意的话，就会发现身边有些女性朋友脸色苍白，或憔悴不堪，头发枯黄无光泽，年纪轻轻就有了皱纹，这其实跟肺气虚导致的气虚血少，津血不能滋润充养肌肤有关。所以，经常按揉这个敏感区，还可以起到强身、美颜的作用。

还有，按摩孩子小手的这个地方，可以把孩子的肺补得足足的。别以为小孩子年龄小就想着他们好欺骗，其实啊，他们一个个都贼精贼精的。就拿吃药这事说吧，孩子生病了当然要吃药，可是不论医生开的是药片、药丸、药粉，还是药水，家长们都死活喂不进去。有的家长把药粉拌在饭里，可他们一尝就尝出来了，你说聪明不聪明。孩子吃药，家长犯愁，这成了大家共同的心声，

因此很多家长也特别怕过冬天，因为冬天里小孩子容易感冒咳嗽，一感冒就要喂药，跟孩子斗智斗勇。其实，小孩子轻微的感冒咳嗽，流鼻涕，家长们先别急着给孩子喂药，可以先试试手部按摩的方法。家长用拇指指腹按揉孩子手掌的肺敏感区，频率约为每分钟30下，两手交替进行。按揉时的手法以小孩子的忍受能力为度，不要太用力。一般每天早、中、晚各做一次，每次3~5分钟。

摩擦小臂轻松 "搓" 走暖气病

操作手法　　先将双手手掌搓热，然后用热乎乎的手掌交替摩擦双侧小臂。

注意事项　　注意从手掌向肘部方向单向用力，不要来回摩擦。每天早晚各1次，每次5分钟。

适用症状　　嘴唇干裂，鼻咽干燥，痰中带血。

功效解析　　以前北方人过冬，在家里盖着被子还要被冻得浑身发抖。可是冻归冻，人们体质好，很少生病，倒是现在通了暖气之后，人们反而是经常会出现嘴唇干裂、鼻咽干燥、痰中带血等燥热之邪侵犯肺经所致的症状，这就是现代人俗称的"暖气病"。

　　为什么居住条件变好了，疾病却更容易找上门了呢？道理其实非常简单，鼻子、咽喉出现的症状都跟肺脏有关，中医认为肺为娇脏，有喜欢湿润、厌恶干燥的特性，就像女孩子都喜欢把皮肤养得水嫩水嫩的，肺脏也是一个爱美的女子。想要"嫩"，首先得需要"水"的滋养呀，但是供暖期间，室内温度高，空气中水分很快就被蒸发掉了，干燥的环境自然会让肺脏抵抗力降低。再加上门窗紧闭，室内空气干燥，空气不流通，这也为病菌的滋生和传播提供了"温床"。

暖气导致呼吸系统疾病发病率增高，难道我们要把暖气停掉？其实这根本不是暖气的事儿。嘴唇干裂、鼻咽干燥、痰中带血这些症状就是燥热之邪侵袭肺经所致，离了暖气如果天气干燥也会出现同样的症状。从中医角度来看，对付暖气病也不是什么难事，我们只要祛除肺经的燥热之邪就可以了。而人体的小臂是手太阴肺经的循行部位，按摩此处可以润肺清热、化痰止血。采用"从手掌向肘部方向单向用力"的手法，其目的就是将具有濡润作用的津液源源不断地输送到肺脏，从而达到滋养肺脏的作用。

 一般来说，室内湿度低于40%就会引起喉部不适，所以暖气开放时可以在家中使用加湿器，或摆放一盆水，控制下室内湿度。同时要勤开窗户通风，一般早晚各通风一次，每次开窗时间应不少于30分钟。

常按鱼际防治感冒

按揉部位： 鱼际穴。

快速取穴： 鱼际穴位于第1掌骨中点桡侧，赤白肉际处。鱼际，顾名思义就是鱼腹的边际，摊开手掌，在手掌心靠近大拇指的地方，有块微微隆起、皮肤泛白的肌肉就是鱼际，而鱼际穴就在大拇指根部和手腕连线中点。

手法技巧： 按摩鱼际可以单手点揉，也可以双手对搓。单手点揉时，一手固定不动，另一只手以大拇指按压此穴，以感觉酸痛为度，持续点揉两分钟后再换作另一只手交替进行。双手对搓时，双手合掌，两手"大鱼际"贴合在一

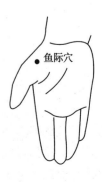

鱼际穴

起来回搓揉，以搓到双手发热为宜。两种按摩方法的时间可长可短，自己控制。

功效解析：鱼际穴在中医上是一个强肺要穴，主治感冒咳嗽等呼吸系统疾病，属手太阴肺经上的一个要穴。关于鱼际穴的功效，中医上还有一句歌诀"鱼际善治咽喉痛，清肺泻热利肺功"。中医认为鱼际穴有清肺热、泻肺火的功效，现代常用于治疗支气管炎、肺炎、扁桃体炎、咽炎、小儿单纯性消化不良等疾病。而且"鱼"水中之物也，为阴中之阳也。"际"是聚集的意思，鱼际的意思就是水中之阳的聚集地。肺不但要水润，还需阳气补充，而鱼际则能化肺经水湿，散脾土之热。经常搓擦鱼际这个位置，可以振奋阳气，促进血液循环，疏通脉穴，改善上呼吸功能，提高机体免疫力，防治感冒。

秋冬季节肺阳易虚，容易引起感冒咳嗽，经常按摩鱼际部位可以增强肺功能，从而改善易感冒者的体质状况，提高其抵御外邪的能力。

动动手指头也能缓解咽喉肿痛

按揉部位：合谷穴、涌泉穴。

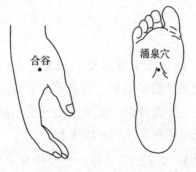

快速取穴：合谷穴位于手背虎口处，于第一掌骨与第二掌骨间陷中。将拇指和食指张成45度角时，位于骨头延长角的交点便是此穴。涌泉穴是人体足底穴位，取穴时采用正坐或仰卧、跷足的姿势，足前部凹陷处第2、3趾趾缝纹头端与足跟连线的前三分之一处就是涌泉穴所在。

手法技巧：按摩合谷穴时，用拇指屈曲垂直按在合谷穴上，做一紧一松的按压，以感到酸、麻、胀为度，每2秒钟1次，每次2分钟，两手交替进行；按摩涌泉穴时，患者端坐在椅子上，先将右脚架在左腿上，以右手握着脚趾，再用左手摩擦右脚心的涌泉穴，直至脚心发热。然后换做另一侧，以同样的手法做3~5分钟。

功效解析：合谷穴是手阳明大肠经的原穴，合，汇也，谷，两山之间的空隙也，合谷意指大肠经气血会聚于此，而肺与大肠相表里。按摩此穴可畅通大肠气血，大肠得泄肺热自清。按摩合谷穴可以镇静止痛，清热解表，缓解咽喉肿痛。"肾出于涌泉，涌泉者足心也。"肾经之气犹如源泉之水，来源于足下。前面的文章曾提到过肾与肺的关系，肺主呼吸，肾主纳气，强肾补肾对肺也有保健作用，经常按摩涌泉可以促进全身气血循行，增强肺气。

禁忌证：孕妇慎用。

理气散结按天容

按揉部位：天容穴。

快速取穴：天容穴位于下颌角后，胸锁乳突肌前缘。取穴时身体正坐或仰卧，平下颌角，胸锁乳突肌的前缘凹陷处即是穴位所在。

天容

手法技巧：用双手中指指腹按揉天容穴穴位并做环状运动，每次按摩2分钟。

功效解析：古人出门前要正衣冠，而天容穴正好位于帽子弯曲下垂的地方，所以取名"天容"，寓意仪表非凡。天容穴是小肠经上的一个要穴，有理气散结的功效，主治咽喉肿痛、有异物感。天容穴是小肠经气血聚集汇合之处，小肠是人体消化食物的主要场所，如果小肠消化不良或是小肠经络运行气血不畅，人体气机就会减慢，出现气郁、气滞、气结，这种情况如果发生在咽喉部位，就会导致"梅核气"。

梅核气就像咽喉部位含了块梅核，吐不出来又咽不下去，其实就是现在我们常讲的咽炎症状。中医认为咽喉有异物感，主要是因肝气郁结，循经上逆。或是消化不畅，津液不得输布，导致凝结成痰，痰气结于咽喉，治疗上应理气散结。而天容穴可以促进小肠气血运行，而且心与小肠互为表里，小肠顺畅了心情也跟着愉悦了。很多慢性咽炎患者，喉咙总觉得有痰，早上起来干咳，不妨就动动手按摩一下天容，会使你的症状得到缓解。

感冒头痛找列缺

按揉部位：列缺穴。

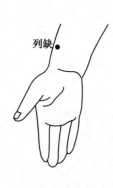

快速取穴：列缺穴位于身体前臂部，桡骨茎突上方，腕横纹上 1.5 寸处。寻找此穴时也非常简便，两手虎口自然相互交叉，一手食指按在另一手桡骨茎突上，其指尖下凹陷处便是此穴。

手法技巧：以一手拇指指端按在列缺穴处，逐渐用力，做下掐上提，连续刺激 3～5 分钟，两手交替进行。还可用推法，以大拇指指面对列缺穴做有节律的均匀推动，两手交替进行，以发热为度，持续 3～5 分钟。按摩时手掌宜轻轻握拳，掌心向上，轻放在桌子上。

功效解析：中医有歌诀曰："头项寻列缺。"意思是头部和项背部的疾病找列缺这个穴位就能解决。列，裂也，破也。缺，少也。列缺的意思就是指肺经经水在此破缺溃散并溢流四方。从风水的角度来看，此穴就是块风水宝地，肺经经水源源不断地四散开来。所以刺激此穴可以补肺益肾，治疗多种疾病，对咳嗽气喘、落枕、头痛、半身不遂、咳嗽、咽喉肿痛、感冒、支气管炎等效果明显。特别是能缓解头部之痛，如果你是左侧偏头痛的话，你就按右手上的列缺穴。如果是右侧偏头痛就按左侧的列缺穴。有了它不论是感冒头痛还是偏头痛，都不用急着吃止疼药了。

随时随地都能强肺固肺的商阳穴

按揉部位：商阳穴。

快速取穴：商阳穴位于人体的手食指末节桡侧，距指甲角0.1寸处。我们抬起手，食指靠拇指的那一侧，在指甲角正后方2毫米的地方就是商阳穴。

手法技巧：这是一个随时随地都可以操作的穴位，其按摩方法非常简单，比如我们在乘坐公交车或地铁的时候，就可以用食指钩住车内的扶手或吊环，微微用力然后放松，反复多次。或者在闲暇的时候以两手食指相钩反复牵拉，刺激

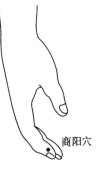

商阳穴

商阳穴。如果想正规一点，就借用一颗绿豆或王不留行子点揉此穴，会产生更好效果。

功效解析：商阳穴所散发的气血物质为纯阳之气，性凉，出体表经脉后其变化为散热泻实，表现出西方之气的秋凉特性，故本穴属金，与肺对应。经常按按可以延缓衰老，强肺固肺，抵御呼吸系统疾病。

按廉泉穴利咽宽喉只需3分钟

按揉部位：廉泉穴。

快速取穴：廉泉穴位于下巴顶端再往里2厘米处，取穴时头部微微仰起，当前正中线上，喉结上方，舌骨上缘凹陷处即是廉泉所在。

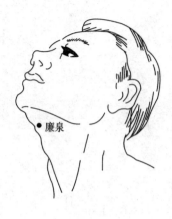
● 廉泉

手法技巧：用一只手的大拇指指肚按揉廉泉穴100次，手法轻柔，有酸胀感为佳。

功效解析：廉，收敛之意。泉，水也。此穴位于喉门要道，中医讲"腧穴所在，主治所在"，按摩此穴可以利咽宽喉，润喉开音，主治舌下肿痛、舌干口燥、口舌生疮、喉咙喑哑疾病。特别是缓解感冒后的咽喉肿痛症状，效果十分明显。很多人感冒后咽喉肿痛难受，吃药又见效慢，这时就不妨花3分钟按揉自己的廉泉穴。

揪耳垂也可防治扁桃体炎

按揉部位：耳垂。

快速取穴：耳轮下端最柔软部分即是耳垂，就是我们平常挂耳坠的部位。

手法技巧：双手自行提捏、揉按耳垂，每次3~5分钟，手法宜由轻到重。

功效解析：中医认为，人体是一个有机的统一整体，任何局部器官的生理功能都会对整个身体的生理活动和病理反应产生影响。因此人体上每一独立的解剖段都包含着与全身部位全息对应的穴位。比如说，人的手掌、人的面部、人的耳朵等都包含了全身的健康信息，如果我们的身体是一台主机，那这些局部解剖面就是显示器。

耳朵就是这样一个全息区，是整个身体的缩影。而耳垂部位对应的就有"扁桃体区"，通过按揉耳垂，就可以清热解毒，消肿止痛，防治急、慢性扁桃体炎。

冬季气候干燥多按大椎和天突

按揉部位：大椎穴、天突穴。

快速取穴：大椎穴位于第 7 颈椎棘突下凹陷处。取穴时正坐低头，脖子后方最突出的一块骨头，就是第 7 颈椎，该处下方的空隙处就是大椎穴。天突穴位于颈部，当前正中线上胸骨上窝中央。取穴时人体仰卧，颈部前正中线，两锁骨中间，胸骨上窝中央的地方就是天突穴。

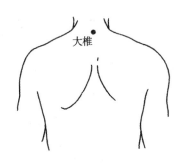

手法技巧：大椎穴按摩的方法有很多，包括按法、搓擦法、揉法、推法等。取按法时，先深吸一口气，以食指缓缓用力压大椎穴，然后缓缓吐气，持续数秒再缓缓放松，如此反复操作 10 ~ 15 次。搓擦法时用食、中、无名指压力均匀地放在大椎穴上，左右搓擦，反复 10 ~ 15 次，揉法则是以同样手法，轻柔缓和地环旋揉动大椎穴。推法则以拇指指腹沿后正中线在大椎穴上作上下推动，反复 10 ~ 15 次。选用何种手法以操作者的习惯而定，只要坚持做均能取得同样效果。

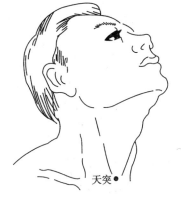

天突穴因为在咽喉部位，所以不能直接采用按法，不然患者会被呛到。按摩时大拇指弯曲，循着内下方的力度抠压，同时患者应按照抠压的节奏做吞咽动作，吞咽口水。

功效解析：大椎穴是一个益气壮阳的腧穴，椎，锤击之器也，意指此穴气血物质敦厚。《针灸甲乙经》记载："大椎，在第一椎陷者中，三阳督脉之会。"大椎穴是手足三阳经与督脉的交会穴，无论是手三阳经还是足三阳经，都有络脉分布在大椎穴处，并和督脉相交。督脉在经络学中被称为"阳脉之海"，具有统率和督促全身阳经的作用，而大椎穴又是督脉和诸阳经的交汇处，所以大椎穴被称为"阳中之阳"，具有统领一身阳气的作用。按摩大椎穴可以直接补充人体一身阳气，从而保持强有力的抗御外邪的能力，特别能帮助老年人及素体虚弱的易感冒人群安全渡过寒冬。

中医讲"腧穴所在，主治所在"，天突穴位于咽喉部位，故能治疗咽喉部位的疾病。按摩天突穴可以让咽喉部的经络气血疏通流畅，通则不痛，百病皆消，从而能治疗支气管哮喘、支气管炎、咽喉炎等多种疾病。特别是慢性哮喘病人，冬季是旧病最易复发的季节，大家在入冬之前就要开始做准备，为身体尽早储存阳气，疏经经络。

鼻通和迎香是过敏性鼻炎的两个 "克星"

按揉部位：鼻通穴、迎香穴。

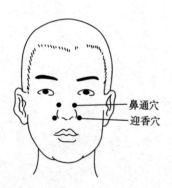

快速取穴：鼻通穴在鼻孔两侧，鼻唇沟上，位于迎香穴之上，又名上迎香。迎香穴位于人体的面部，在鼻翼旁开约 1 厘米皱纹中，鼻唇沟中间。

手法技巧：双手拇指分别按于同侧下颌部，中指分别按于同侧鼻通穴，其余三指则向手心方向弯曲，然后使中指在鼻通穴部沿顺时针方向按摩 30 圈。然后中指下移到迎香穴位置，以同样的操作方法按摩迎香穴 30 圈，每天 3 次。

功效解析：春天是呼吸道疾患的好发季节，特别是对一些花粉过敏的鼻炎患者，每到这个时候就鼻痒、鼻塞、打喷嚏。不过俗话说"鼻子不通，就找鼻通"，鼻通穴是一个专门治疗鼻塞不通的穴位，具有清热散风、宣通鼻窍的作用。香，意指脾胃五谷之气也，迎香穴就是迎受脾胃气血的地方。因为迎香的位置正好位于鼻翼内窝，是经络的底部，所以胃经浊气易在这里堆积不通，从而造成鼻塞，嗅觉失灵，按摩此穴就可以帮助浊气排出，促进清气运行，进而开通鼻窍，缓解过敏性鼻炎引起的鼻塞症状。

简单实用的润喉按摩法

 　　喉咙发痒、肿痛、干咳、声音嘶哑，呼吸时咽喉有灼热感或胸部胀闷等。

 　　饭前3分钟以右手大拇指和食指点压左手无名指尖，点压2~3分钟，然后再以左手按同样手法点压右手无名指尖，在点压的同时，患者搅动舌头，并将产生的口中津液吞咽下去。每天做3次。

功效解析 　　我曾不止一次提起过身体的全息反映。我们的手掌就是一面镜子，每一处微小的局部都对应着身体的某个脏器或是某项机能，同时也作用于所对应的器官和功能。而手掌上的无名指所对应的便是肺和呼吸系统，刺激按摩无名指指尖可以治疗呼吸系统上的许多疾病。此外，无名指是关冲穴所在，关冲穴具有泄热开窍、活血通络的功效，五行属金，与肺对应，具有清利喉舌、散热消肿的作用。

　　另外，人的口水被古人称为"金津玉液"，中医有句老话说：留得一分津液，便有一分生机。人的唾液就是具有保养功效的神奇之水，具有润滑、止血、抗菌等多种作用，搅动舌头产生的唾液可以润肺、补肾，滋润咽喉。

止咳利咽第一窝是颈窝

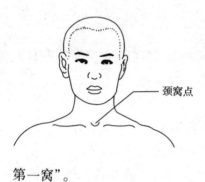

颈窝点

据史料记载，每当慈禧出现不适，都会按摩眼窝、颈窝、腰窝、腋窝等"养生窝"，常会收到立竿见影的效果，被称为宫廷养生"金窝"。今天，环境污染，空气质量降低，最终导致我们身体出现各种病证，比如说咽喉不适，我们也可以采用按揉颈窝的方法来治疗，因为颈窝是"止咳利咽第一窝"。

我们现在的生活节奏快，生活压力大，面对工作、生活上的各种烦心事，总会又着急又上火，咽喉疼痛、咳嗽等症状都会出现，但很多人总是无暇顾及这些"小病"，认为没什么大不了的，去看医生还耽误时间。这个时候，他们都有一个想法，那就是——我要把它熬好。结果却越熬越严重，进而影响了自己的生活，最后还是按捺不住去找医生治疗了。

其实，我们在刚出现咽喉不适的时候，自己都是有感觉的。这时，如果自己能采取一定的措施，还是可以缓解甚至治疗病情的，最方便有效的就是按揉止咳利咽第一窝——颈窝。

颈窝位于喉结下方、胸骨上凹陷处。刺激颈窝可减弱神经系统对喉部及呼吸道黏膜刺激的兴奋感，止咳平喘。怎么按？用食指的指腹按揉颈窝，每次100圈，一天3~4次，力度以微微酸痛为宜，一般半个小时后可缓解咽部不适。

要知道，呼吸道黏膜覆盖着一层假复层纤毛柱状上皮细胞，纤毛不停地摆动，具有机械的屏障作用。呼吸道黏膜上皮的杯状细胞和黏液腺的上皮细胞能分泌黏液，可黏着5mm的颗粒，通过纤毛活动和分泌黏液可以阻挡和排除外界有害的刺激因子。雾霾天，要想减少空气中有害物质对咽喉、肺部的影响，首先得保护好我们的呼吸道黏膜，让它少受刺激，这个按摩颈窝的手法就有这么一个功效。

另外，呼吸道黏膜部位游走的或固定的吞噬细胞，具有吞噬病原微生物的功能；黏膜下层丰富的淋巴网具有阻留和破坏病原微生物的功能；呼吸道黏膜分泌的溶菌酶能够产生杀菌作用，这些都是重要的非特异性免疫因素。由此可见按揉颈窝的重要性。

这个方法很简单，随时随地都可以进行，比如我们在走路的时候、上班在电脑前忙工作的时候等都可以，主要是保护我们的呼吸道黏膜少受伤害。有些人可能会觉得没有用，那是因为他们在按揉一两次之后，没有得到预期的效果，就放弃了，其实只要能坚持，一定会有好的收效。

最后告诉大家，如果不嫌麻烦、不在乎美观的话，在每次按揉之后，可以取1/4片伤湿止痛膏贴在颈窝，这样效果更佳。

增强免疫力第一窝是腘窝

早在《黄帝内经》中就把腘窝、腋窝等称为"八虚"，并认为"凡此八虚者，皆机关之室，真气之所过，血络之所游"。意思是说，这些窝是人体五脏六腑真气充盈、汇聚的场所，用于传递和转换生命能量，是决定生死的重要环节。

当然，换句话说就是，如果把这些地方养得健健康康的，那就会使我们体内充满正气，自然而然就会增强我们自身对外邪的抵抗力。在如今雾霾天频发的情况下，最值得一提的当属腘窝。它能够提高人体的免疫力，减少空气中大量的细菌、病毒等物质对身体的影响。

腘窝即双侧膝盖后方的凹陷处，刺激腘窝可以激发膀胱经经气，加强阳气对人体的护卫作用，增强免疫力。临床实践证明，刺激腘窝后血液里中性粒细胞总数下降，淋巴细胞

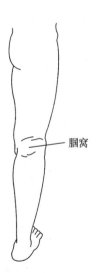

腘窝

数量上升，说明人体抗病能力明显提高，患病的风险明显下降。

那么，具体怎么来进行腘窝的保健呢？首先就是按摩。这个方法是最简单实用的，老少皆宜，每个人都可以做，在闲暇的时候、跟别人聊天的时候，都可以按揉不耽误。具体的步骤如下：

1. 用两手拇指端按压两侧腘窝，一压一松为 1 次，连做 18 次。

2. 两手握空拳，用拳背部有节奏地叩击腘窝，连做 36 次。

3. 摩手至热，用两手掌面上下来回擦腘窝，连做 36 次。

其次，我们也可常练太极蹲。双脚尖并拢，脚跟紧靠在一起，然后双膝弯曲，直到大腿与小腿紧贴在一起。经络穴位重叠、相互挤压，可使周身气血连成整体。再缓慢起立，然后闭上眼睛，会有一种身体微微摇晃的感觉，说明气血通畅、阳气布散体表，是理想状态。反复锻炼 3 分钟即可，每日 2 ~ 3 次。

这个方法也不是太难，大家可以根据自己的条件进行锻炼，去公园散步、晨跑的时候，都可以配合太极蹲一块儿进行，这对腘窝也是一种很好的刺激锻炼方法。

另外，还有一个方法——箭步蹲，在弓箭步的基础形态上，绷直的腿不变，弓的那条腿继续下蹲，以脚跟不离地面为原则。当然这个箭步蹲还是有一定难度的，适合年轻人锻炼，腿脚不好的老年人最好不要尝试，做好上边的两套动作就行了。

这些方法确实很神奇，做一次半次，你也许没什么感觉，可经过日积月累的锻炼，我们自然比别人的身体更健康。这个效果也许你看不到，因为它是隐性的，不是显性的，但是它的效果是确确实实存在的。

补肾泻火通便第一窝是腰窝

雾霾对呼吸系统、肺脏、心脏都有损害，这是大家所共知的，但你是否知道雾霾对生殖泌尿系统也是有损害的。雾霾中的可吸入物质进入人体血液循环，会逐渐堆积在人体各个器官，包括肾脏、阴囊、肠道等。

此外，由于生殖泌尿系统是人体代谢最快的组织，当由外界吸入的颗粒进入人体血液循环时首先要受影响的就是生殖泌尿系统，会引起一系列生殖泌尿系统病变，比如肾虚、肾衰竭、前列腺增生、便秘、精子畸形等。

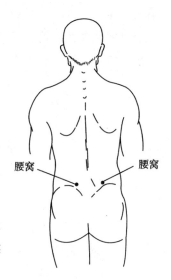

腰窝　　　　　　　　　腰窝

所以说，我们不仅要采取各种措施防止雾霾对咽喉、肺脏的危害，还应注重对肾脏、泌尿系统的保护，那么怎样做呢？当然是强肾泻火，强肾定能固本，泻火自然通便。具体的办法就是经常按揉腰窝。

腰窝位于腰部脊柱左右凹陷处，双手置于背后所接触部位即是。中医上，称腰窝为"腰眼"，是一经外奇穴，它不在十二正经及任督二脉之中，常搓腰眼可以强肾壮腰，可疏通带脉和强壮腰脊，而且还能起到聪耳明目、固精益肾和延年益寿的作用。

传统医学认为，肛肠疾病多为内蕴热毒、湿热下注凝滞气血所致。腰窝为大肠在体表的反射区，有泻火通便、清热利湿、畅达气血的功效，对于大便秘结、痔疮疼痛出血、脱肛等疗效显著。按摩腰窝还可使大肠的毛细血管网扩张，并促进肠蠕动，增加排便，有利于直肠、肛门周围病损组织的修复，提高局部抗病能力。

具体怎么按呢？主要分为三个步骤。

1. 两手对搓发热后，紧按腰窝处，稍停片刻后用力向下搓到尾骨部位，连续做 50 次，每天早晚各 1 次。

2. 两手轻握拳，用拳眼或拳背旋转按摩腰窝处，每次 5 分钟左右。

3. 迅速收缩，放松肛门周围肌肉，每次持续 10 秒，间隔 10 秒，连续做 10 次。

现在的很多人，由于各种原因（包括雾霾的影响）引起肾虚，房事不行就买各种补品、保健品，这样最终只会适得其反，还会引起更为严重的情况。还有很多人都有便秘的情况，上个厕所跟上刑场似的，不得不买来各种泻火通便的药物来吃，但只是解决了"燃眉之急"，药一停，就又重入地狱了，或者是产生抗药性，到最后药物都不起作用了，只能是欲哭无泪。

其实，大家大可不必这么费劲，平时多进行保健按摩，比吃什么药都强。腰窝很好找，按摩起来也很方便，只要能坚持，总有你笑看世界的那一天。

护眼安神第一窝是眼窝

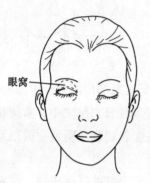

眼窝

"每当出现严重雾霾天气，眼科门诊量就会增加 15%～20%，尤其是经常戴隐形眼镜的患者会大量增加。"一位眼科医院副院长表示，人们常常会关注雾霾天气对呼吸道疾病、心血管病等疾病的影响，却忽略了雾霾对眼睛的影响。事实上，长期暴露在雾霾条件下，可能会增加眼睛的致病风险。

雾霾看似温和，里面却含有各种酸、碱、盐、胺、酚、尘埃、病原微生物等有害物质，其含量是普通大气水滴的几十倍，对人体健康构成巨大威胁。它的组成成分非常复杂，包括数百种大气颗粒物，其中危害人类健康的主要是直径小于 10 微米的气溶胶粒子，如矿物颗粒物、海盐、硫酸盐、硝酸盐、有机气溶胶粒子等，这些物质很可能会依附到结角膜上，进而危害整个眼睛。

我们平时采取的护眼措施大多是：减少雾霾天气在室外逗留的时间，降低雾霾天气对眼睛健康造成的伤害；在家要禁闭门窗，避免生活所在的室内环境受到污染，对眼睛健康造成伤害；雾霾天气外出归来后，要及时清洗身体皮肤，用流水冲洗眼睛，减少细菌附着的时间，保护眼睛健康。

上边这些方法是很正确的，也是很有必要的，但只靠这些是远远不行的。我们不仅要预防，更重要的是主动去增强眼睛的抵抗力。怎么做呢？按摩眼窝，即眼眶之内的柔软区域。具体步骤如下：

1. 轻闭双目，用食指指腹在眼皮上分别顺时针、逆时针缓缓地旋转按摩各 10 次。

2. 端坐凝神，先用力迅速地眨眼 15~30 秒，再紧闭双眼 5 秒后睁大双眼 3~5 秒，并将视线移至鼻尖处注视 3~5 秒。

3. 双眼分别做顺时针和逆时针旋转环视运动 6~8 次，幅度尽量大。

这个方法能够加速眼部血液循环和正常的新陈代谢，扩张血管，增加血流量，促进眼睛各组织对营养物质的吸收，改善眼细胞血氧供应不足，提高眼睛各部位机能，有效缓解和改善眼干、眼涩、眼胀、眼疼、眼流泪、怕光等各种眼部不适症状，以保证眼睛健康。

听我的恩师彭建中教授介绍，慈禧常年患有"目疾"，又不遵医嘱，喜食烤鸭等辛辣油腻的食物。每当慈禧出现眼部不适的时候，都会按摩眼窝，一直都有很好的效果。

另外，常按摩眼窝，对中老年人还有一个很大的好处，那就是降血压、安神助眠。中医认为患高血压及失眠均与阴阳平衡失调有关，而眼窝是手足太阳、足阳明等交会之处，可调理人体阴阳平衡。

总而言之，面对雾霾天的影响，我们必须要做好护眼工作，按摩眼窝是首选。与此同时，还可以有其他的收效，何乐而不为呢？最后告诉大家，这个时候还一定要注意饮食，少吃辛辣的食物为妙。

宽胸护心第一窝是腋窝

雾霾不仅影响人们的呼吸道，它还是心脑血管病的诱因，特别是秋冬季节，雾霾重，气温低，更容易使人患病。寒冷会刺激血管收缩，令血压上升，而雾霾天造成大气压低，空气中含氧量下降，这些都会导致心脏负荷加重，从而容易诱发心脑血管病。

有的人，特别是老年人呼吸道不太好，对外界刺激就更加敏感，由于雾霾中可吸入颗粒物对于呼吸道

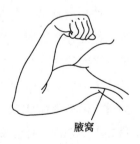

腋窝

的刺激，会造成气道高反应、支气管痉挛，进而出现胸闷的情况。另外，由于老年人基本都有心血管疾病、动脉硬化等，加上可吸入颗粒物的刺激，更容易造成心血管系统的不适，也会出现胸闷。

这些疾病多为气滞血瘀、心脉痹阻所致，严重影响人们的健康，我们要在平时做好锻炼，严防此类情况的出现。大家都知道，小孩子之间特别喜欢互相挠痒痒，也就是挠对方的腋窝，其实这个小动作有很好的保健作用，逢年过节，家人坐在一起聊天的时候，不妨也重温一下儿时这个小"恶作剧"，给家人挠挠腋窝。

当然，我们这个"挠"可不再是胡闹，是有合理的方法步骤的。早上醒来后，仰卧在床上，左手四指并拢（大拇指除外），置于右腋窝内，顺时针和逆时针按摩，每20圈交换1次，共按摩200圈，再换右手以相同的方法按摩左侧腋窝。

腋窝内有丰富的脂肪组织，并有支配上肢的重要神经和血管通过，同时腋窝内还有淋巴结群，上肢、胸腔和背部浅层的淋巴都汇集在此处，经常自我按摩腋窝，自然可以起到舒筋活血、调和气血的作用。

从中医的角度看，腋窝处有一个重要穴位——极泉穴。这个穴位为手少阴心经第一要穴，位于腋窝顶点，腋动脉搏动处，经常刺激极泉穴能促使气血流通，因此可以宽胸理气，养护心肺。

具体来说，按揉腋窝能使血液在心脏、动脉、静脉及毛细血管回流通畅，并能调节脑血流量，稳定血压。这样一来，全身的血液都会跟着加速流通，进而提高气体的交换能力，从而使机体获得更高的养分和氧气，改善胸闷气短等情况。总而言之，无论中医还是西医，都很重视腋窝的保健作用，经常按压腋窝对健康确实很有好处。

按揉腋窝是一件很简便的事情，每天早、晚只要抽出3~5分钟即可完成。但在按腋窝时，轻揉、按捏即可，切不可过度捶打。我的一位老朋友老杨，平时很注意保健，一次他听说按揉腋窝可以保健，就每天早起开始按，他认为力度大，效果才能好，最后按出了个淋巴结肿大，所以说一定要注意力道。最后提醒大家，孕妇、严重心脑血管病患者、肿瘤有淋巴转移患者，最好不要采用按揉腋窝的保健方法。

排除毒素第一窝是肘窝

雾霾天气，吸入大量的有害物质，而人体新陈代谢功能是有限的，容易积蓄湿毒，所以养生关键在于找到身体的"排污口"，把湿毒排出去。其实这些排污口很好找，他们都"窝"在关节的部位。

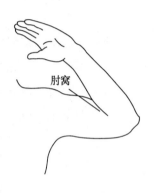

肘窝就是这么一个排污口，它位于肘关节前方，为三角形凹陷。它的位置刚好是心经、心包经、肺经三条阴经通过的地方，雾霾中的污浊物会导致这三条经的气血运行受阻，这在无形中就会伤害到心脏与肺，引发这两个脏器的疾病。

古之医者认为心肺之邪留于两肘，当你出现咽喉肿痛、痰黄气喘、咳嗽咳血、心烦心热、口腔溃疡、失眠多梦等问题，可以在肘窝的位置连续拍打5~10分钟。具体的方法是：取坐位或仰卧位，一侧上肢伸直，肘窝向上，用另外一只手虚掌着力，两侧交替拍打各100~200次。如果是家人帮助拍打，可两侧同时进行。

说实话，拍打肘窝之所以有这么好的功效，还因为这个部位藏着两个非常重要的穴位，一个是肺经的尺泽穴，一个是心包经的曲泽穴。尺泽穴有清宣肺气、泻火降逆的作用，对口腔异味、感冒、扁桃体发炎、咽喉肿痛、便秘、腹胀、口干以及咳嗽都有很好的治疗效果。曲泽穴有降逆、镇惊、泄热、宁心的作用，对中暑、平时有心慌气短的症状，以及心肌炎、急性胃肠炎、身热、心烦、呕吐等也有很好的预防和治疗的作用。通过拍打肘窝，这两个穴位也就疏通了，还不用费心去找穴位，一举两得。

心肺不好的人，常常能在其肘窝部位摸到一个压痛点，轻轻一点就能痛得叫起来，而正常人则没有这种情况。有痛点就证明此处有瘀阻，处理这种情况，最便捷的方法就是拍打它，使瘀滞散开，则正气自复，邪气自然无从所留。我们早晨起床后，可以在肘窝处轻轻捏一捏拍一拍，看是否有硬结或痛点，如果有比较强烈的反应，就说明身体需要调理了，那就要有意识地增加一些拍打的次数，将痛点或者硬结拍散开。

另外，拍打肘窝也可以治疗皮肤瘙痒，肺主皮毛，拍打肘窝能排解湿毒，就能止痒。雾霾天气下，我们暴露在外的皮肤是首当其冲的，当然受伤害也是在所难免的，常常会出现过敏瘙痒的情况。这时候，很多人还不明所以，试了很多化妆品都无济于事，最终搞得身心俱疲，殊不知拍打肘窝就是最好的"护肤品"。

当然，经常拍打肘窝，皮肤会出现青、红、紫、黑等不同颜色的反应。看到这些不要害怕，这是很正常的现象，说明正在排毒。不过，重症或久病身体羸弱的患者，最好不要过重拍打刺激，可以选择在肘窝轻轻地推擦，也能起到辅助治疗作用，推擦之后的微热感，能温润心肺，清热除湿。

安神宁心第一窝是肚脐窝

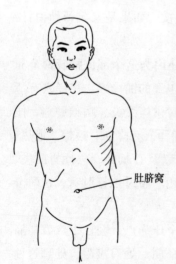

肚脐窝

雾霾天气难免影响我们的心情，导致我们气血失调，进而影响整个身体的健康，所以我们一定要调节好自己的情志，有一个好的精神状态，该睡觉的时候不失眠，该工作的时候不委靡，这才是正道。那么除了自己尽量控制之外，有没有什么好的举措呢？当然有，常按摩肚脐窝就很有效。

肚脐窝就在我们肚脐的位置，肚脐名为神阙，它内联十二经脉，因而历来被医家视为治病要穴。

具体的按摩方法是：先把两手手掌相对揉搓至热，然后把左手整个手掌覆盖在肚脐上，再把右手放在后腰部位与肚脐相对的位置，轻轻按摩一会儿。再右手在下左手在上，把两手交叠，掌心对准自己的肚脐，稍稍使力按逆时针方向按揉 100 次左右，再顺时针方向按揉 100 次左右。整个按摩过程要动作轻缓，力度适中，按摩时用手掌带动肚脐部位的皮肤，以达到腹部微热的感觉为宜。按摩的范围一开始在神阙穴位置，然后可以神阙穴为中心，扩大到整个腹部。

经常按揉肚脐窝可起到安神宁心、调和气血、疏肝利胆、益肺固肾、通利三焦、调畅经络的功效。但在按摩时，一定要注意按揉的次序，不能乱揉，为了能达到最好的效果，一定要先泻后补，逆时针按揉为泻法，顺时针按揉为补法。按摩神阙穴最好的时间是在晚上睡觉前，长期坚持就能够很好地调和气血、疏肝理气。如果时间允许，最好在早上起床后也进行按摩，对于健康很有好处。

很多久坐办公室的上班族会感觉小腹越来越突出，用手摸在肚脐窝处，还会有一定的筋结，这也是气血瘀滞造成的，按摩时可以在此部位多揉一会儿，可以疏通经络，有利于体内废物的排泄。

另外，我们也可以选择拍打、艾灸肚脐窝的方法来进行保健。艾灸的方法不易操作，稍微麻烦一些，但拍打很可取，而且效果非常好。拍打方法是：取坐位或仰卧位，用左右手虚掌着力，以前臂发力，连续不断地拍打肚脐窝 100 ~ 200 次。操作时，腕关节固定或微动，以肘关节的屈伸活动为中心。操作者可在腹式深吸气后进行，拍打之力由轻而重，身体健康者还可适当增加拍打次数和力量。

总而言之，肚脐窝是人体中的一大"金窝窝"，而且对此窝的保健方法也很多，但我们只需采用最简单易行的按摩和拍打就足矣。只要坚持每天操作，就能使你真气充盈、精神饱满、体力充沛、腰肌强壮、面色红润、耳聪目明、轻身延年。但一定要注意，皮肤有损伤或腹部有急性炎症、恶性肿瘤的人不宜进行上述操作。

眼表黏蛋白缺乏怎么办

如果说身体出现眼干、眼涩、易疲劳、畏光等症状，这就是提示眼表黏蛋白不足，眼睛该补充"润滑剂"了。

眼表黏蛋白缺乏怎么办？我教大家一个非常简便有效的办法，以霜桑叶熏敷眼睛。取霜桑叶 10 克洗净后水煎取汁，趁热用热气熏蒸眼睛。待热气散尽后，再用毛巾蘸取汁液，敷盖双眼，让药力慢慢均匀散布。一般每日多次，两到三天即可有效，亦可以用霜桑叶煎水温洗，有润眼明目之功。

霜桑叶即深秋下霜后采集而得的霜叶，因为霜桑叶药用效果好，一般正规药店所售的霜叶都是霜桑叶。霜桑叶可疏散风热，清肺润燥，平肝明目，古人很早就发现霜桑叶入药可以消除眼部疲劳，缓解眼睛干涩、疼痛等。现代研究证明，霜桑叶中的成分可以促进眼结膜的细胞分泌黏蛋白，进而湿润和保护眼球。

另外，中医讲对身体起濡润作用的是"津液"，所以补充眼表黏蛋白也可以吃一些养阴生津的食物，比如雪梨、百合、白萝卜、蜂蜜、沙参等等，都能迅速给人体补充"水分"，缓解因黏蛋白缺乏导致的一系列干燥症状。

鼻黏蛋白缺乏怎么办

空气中含有很多细菌和颗粒较大的灰尘，若是在吸入肺脏之前不事先过滤一下，那将会对娇弱的肺脏造成毁灭性的打击。就像我们平日里直接饮用未经加热的生水，很容易出现腹泻、拉肚子等不适情况。而鼻腔黏膜就是呼吸系统中的"过滤器"，鼻腔黏膜会分泌含有鼻黏蛋白质的鼻黏液，可以起到润湿鼻腔，调节鼻腔温度及抵御灰尘、阻止病菌进入呼吸道的作用。

如果鼻黏蛋白质分泌不足，鼻腔就会产生鼻干、鼻燥、鼻出血等不适，那我们该如何解决这个问题呢？其实很多人在不经意间已经掌握了对付这种情况的办法。

鼻子干燥的时候，有些人会不自觉地以大拇指和食指捏揉鼻孔，连续数次就会感觉到鼻腔干燥的状况有所缓解。这种办法其实就是通过刺激鼻腔，促进鼻腔血液循环和鼻纤毛摆动来增加黏膜分泌黏蛋白。同样的道理，如果鼻黏蛋白缺乏的时候，我们可以在此方法的基础上为鼻子做系统的按摩。

　　具体方法是用食指和拇指按揉鼻翼两侧的迎香穴，每次 20 ~ 30 次，然后再将手掌摩擦发热后轻轻按揉鼻尖，顺时针方向、逆时针方向各 10 次，最后再用中指转圈揉动鼻头 20 ~ 30 次。

　　其实对鼻腔来说，鼻黏蛋白就像是鼻腔穿的一层衣服，如果这层衣服不再了，体表就会变得非常脆弱，导致病菌长驱直入。所以，大家千万别小看鼻黏蛋白这个小东西，如果长期缺乏，会诱发慢性支气管炎、鼻息肉、鼻咽癌等疾病的出现。

唾液黏蛋白缺乏怎么办

　　千万别觉得口中的唾液脏兮兮的，它可是我们口腔的"金津玉液"，具有润滑口腔、保护口腔黏膜、预防龋齿、清除病菌等多种作用。唾液包含各种蛋白质、少量脂肪和碳水化合物。在唾液的各类蛋白质中，有一种结合有碳水化合物的特殊蛋白质被称为黏蛋白。唾液黏蛋白是唾液中最有意义的成分，在口腔的非免疫性保护中起着重要作用。

　　唾液黏蛋白覆盖在口腔黏膜表面，由颌下腺和舌下腺和小唾液腺的黏膜腺泡细胞分泌。唾液黏蛋白主要对口腔黏膜起润滑作用，如果黏蛋白缺乏，就会出现口干舌燥、嘴唇脱皮的症状，甚至还会引起口腔溃疡、龋齿、牙周炎等病证。

　　"补其不足，泄其有余"，什么东西缺乏了就应该及时补充，可在门诊上很多病人不了解唾液黏蛋白是个什么东西，更不知道如何去补。其实，唾液黏蛋白说白了就是中医上常讲的"津液"。中医的津液是人机体中一切正常水液的总称，包括各脏腑组织器官的内在体液及其正常的分泌物，如胃液、肠液、唾液、关节液、涕、泪等。

　　《灵枢·决气》上讲："何谓津？岐伯曰：腠理发泄，汗出溱溱，是谓津。何谓液？岐伯曰：谷入气满，淖泽注于骨，骨属屈伸，泄泽，补益脑髓。皮肤润泽，是谓液。"简单来说，津液以水为主体，具有很强的滋润作用，并含有多种营养物质，能滋润皮肤、温养肌肉。如果津液不足，就会导致脏腑、皮肤、孔窍缺乏水分，失其濡润滋养，产生一系列干燥失润的病理现象。

知道了唾液黏蛋白其实就是津液，那再谈如何补充就简单多了，我向大家推荐的方法是：每天食用一枚大枣，并把剩下来的枣核置于舌头下面，用不了多长时间，舌下的唾液就会如泉涌一般源源不断产生，待唾液蓄满口腔后徐徐咽下。每天做 3~5 次，如此坚持 1 周就会起到作用。

枣肉甘温，能生津，入脾胃两经，人体津液是由脾胃所化的水谷津微而成，所以食用枣肉可以补充黏蛋白。同时枣肉还是滋补佳品，营养学家认为红枣富含蛋白质、脂肪、糖类、胡萝卜素、B 族维生素、维生素 C、维生素 P 等多种营养成分，其中维生素 C 的含量在果品中名列前茅，有维生素王之美称。

而含枣核可以刺激唾液分泌，每天食用大枣后将枣核置于舌头下面，就会刺激唾液腺分泌大量含有唾液黏蛋白的唾液，这样口腔就不会因为长期丧失濡润而口干舌燥、嘴唇脱皮了。

咽部黏蛋白缺乏怎么办

很多时候我们觉得喉咙干涩、有异物感，其实并不是我们的呼吸道变粗糙或是卡住东西了，而是呼吸道咽部黏蛋白减少了。上文已经提过，黏蛋白的作用就像是身体组织里的"润滑剂"，所以咽喉黏蛋白主要起着润滑咽部和保护咽部上皮的作用。如果咽部缺少这种润滑剂，喉咙就会变得干痒、有异物感，如果时间长了就会发展为慢性咽炎。

补充咽部黏蛋白的方法和补充唾液黏蛋白的方法差不多，也是通过食补，不过这次要换成栗子，每天取生栗子一枚，缓缓咀嚼，徐徐下咽，每日 2 次。

俗话说："八月的梨枣，九月的山楂，十月的板栗笑哈哈。"栗子是干果之王，很多人都喜欢吃。中医认为栗子性温，味甘，能够养胃健脾、补肾强筋、益气生津、滋润咽喉。科学研究显示，栗子中含有丰富的微量元素——锌，而锌能促进杯状细胞增殖. 增加酶的活性，从而产生更多的咽部黏蛋白。所以，食用栗子就可以轻松补充咽部黏蛋白，大家不妨尝试一下吧。

第七篇

这些 "验方" 要慎用

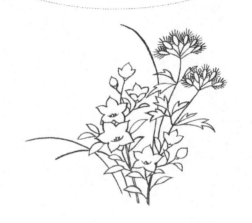

胖大海治咽喉疾病不是万能的

胖大海又叫通大海，药性偏寒凉，有清热利咽和润肠通便的作用，常用于治疗肺热咳嗽、咽喉肿痛、音哑、热结便秘、面赤耳热、小便短而黄等，慢性咽炎患者平日可自己用胖大海泡水，来缓解病证。基于这些原因，现在很多人只要一出现咽喉疾病，就会不假思索地拿来胖大海，不是单独泡茶，就是与其他中药一块熬着喝，那么这样真的可行吗？胖大海包治咽喉疾病吗？

其实，这是不对的。胖大海只适合热证，就是指人体感受温邪、暑气或寒邪化热而引起的热性证候。比如说风热犯肺或邪热壅肺引起的咳嗽、咳痰，痰色黄、质黏，或者燥邪伤肺，肺失润降，都可以使用胖大海，它既能清肺热又能润肺利咽。

但是，有寒证表现的患者应当禁用，毕竟胖大海为寒凉之品，多用会损伤人体阳气，尤其会引起脾胃功能损伤，而出现腹痛、腹泻等副反应。身体虚寒的人，本来就阳气不足，如果盲目地去靠胖大海来治疗咽喉疾病，只能是雪上加霜，会进一步加重身体的寒气，情况就会更加严重。

在此告诉大家，虚寒证的患者一般会有头晕眼花、语声低微、心悸气短、四肢无力、面色苍白、畏寒肢冷的症状，当然这也只是最常见的症状。如果发现自己有此类情况，最好去找医生咨询一下，慎重用药为好。另外，孕妇也一定要注意，不能随便服用胖大海，它性味甘寒，很容易引起流产。

胖大海适用于风热邪毒侵犯咽喉所致的音哑，但是因声带小结、声带闭合不全或烟酒过度引起的嘶哑，用胖大海则无效。与此同时，有些人把胖大海当做治疗音哑的特效药，嗓子哑了泡着喝，嗓子好了还接着喝，这样做往往会事与愿违，会引起很多不必要的麻烦，如大便溏泄、饮食减小、脘腹痞闷不适、消瘦等。所以说，即便是有实热，也不宜过多饮用胖大海。

总而言之，不是所有的咳嗽和咽喉肿痛都适合用胖大海治疗，由风寒感冒引起的咳嗽、咽喉肿痛便不适合服用胖大海。此外，肺阴虚导致的咳嗽也不适用，这类咳嗽多表现为干咳无痰、声音嘶哑，多属于慢性呼吸道疾病。最后，食欲减低、腹部冷痛的脾胃虚寒体质者及孕妇亦不适宜服用胖大海，否则会引起腹泻，损伤元气。为了自己和家人的健康，一定要谨记这些禁忌。

咳嗽不一定是肺的 "错"

咳嗽是最常见的症状，也是最不容易根除的问题。人们常常以为咳嗽没有什么关系，时间久了，自然就会好了，但经验告诉我们，其实不然。有些顽固的咳嗽，不但造成生活的困扰，严重时还会影响肺部氧气交换功能，导致身体健康的损害。

我有一位朋友，他就是经常咳嗽，有时候咳嗽起来几个月都不会痊愈，他一直认为是肺部出了问题，自己打点滴，吃清热润肺的药物，到头来自己成了药葫芦，也不见病情好转，最后找到我，才算是把问题解决了。

其实，咳嗽大部分情况下是肺部毛病引起的，但是也不排除其他的原因。《内经·咳论》云："五脏六腑皆令人咳，非独肺也。"这明确地揭示了咳嗽病因的多样性。人体是一个有机的整体，通过遍布于机体的大小经络及其连属关系，将五脏六腑、四肢百骸紧密地联系在一起。其中一个脏腑出现问题，必然影响到其他脏腑，从而出现相应的症状。

例如，喉咙老是痒痒的，总想咳一下觉得舒服一些，这是风邪未除；话说多了，不由自主地就咳起来，表示您的肺气虚弱了；咳嗽起来，好像胃里的东西都要吐出来，是肺胃不和的现象；不咳则已，咳起来停都停不下来，是肝气上逆刺激了肺气；白天好好的，晚上睡觉一躺下就要咳上一阵子，这是痰饮作祟；年长者常年有一声没一声地咳，好像永远也不会好，这是典型的肾虚咳嗽。

具体来说，喉咙里有痰并伴有咳嗽的患者，可能是因为患者脾胃虚弱，被生冷、积热所伤，最终致使脾失健运，水谷不能化生精微，反而酿成痰浊，上行于肺，阻塞气道，使肺的功能失常而发生咳嗽，这正应了古人的"脾为生痰之源，肺为贮痰之器"之说。这种情况下，治疗当从脾胃治起，或肺胃同治，可采取温胃散寒、宣肺止咳等法，而非单纯的清热利咽，宣肺止咳。

咳嗽与肾也有密切关系，中医认为肾脏主水，为水火之脏。肺主气，肾纳气，气生于肺而依赖于肾。肺为水之上源，肾支配人身津液，痰虽可由脾湿凝聚而成，也可由肾的津液所化。若肾阳虚衰、肾不化水、肾水上犯，就会使脾虚湿聚而生痰，进而引发咳嗽。故有"痰之标在脾，痰之本在肾"之说。此时应当温肾助阳，温化水湿，恢复肾的气化功能，使水有出路，才不致上犯心肺而致咳嗽。

肝脏与肺脏是息息相关的，"木火刑金"也会导致咳嗽。肝性升发，肺主肃降，两者相互结合，共同调节气机。若是肝气郁结，失去升发疏泄的功能，就会影响肺气的肃降而致咳嗽。如有些慢性咳嗽患者就是因为情志郁怒而诱发的，这就是肝对肺影响的表现。肝火上炎，灼伤肺阴，也会出现咳嗽、咽喉干燥等症，这就是所谓的"木火刑金"。另外，心火太旺，也可灼伤肺脏，同样也会引起咳嗽。

所以说，在治疗咳嗽时，不能单独从治肺来考虑，要认真观察病情，分析具体的病因，做出正确的判断，标本兼治，才能达到事半功倍的效果。如果自己拿不准咳嗽的病因在哪儿，一定要找医生做详细的诊断，不能盲目乱用药。

川贝与梨汤并不能包治 "百咳"

治疗咳嗽，最常用的就是梨汤、川贝，这也是我们最容易想到的两样东西，特别是川贝炖雪梨，它是中医历来治疗燥邪咳嗽的偏方。但有些咳嗽患者服用之后效果并不好，甚至还会加重，这是什么原因呢？

因为不对证。雪梨、川贝并不是包治所有咳嗽的万能药。现在很多咳嗽患者，尤其是反复发作且咳嗽时间长的患者更愿意服用中药，但是大部分患者都会认为那些有"止咳化痰""镇咳平喘"功效的中药能够包治百咳，进而盲目使用，最终总会有一部分人尝尽苦头。其实，咳嗽也是要对证下药的。

中医认为，从证型上讲，咳嗽有外感咳嗽、内伤咳嗽。外感咳嗽又可分为风热咳嗽、风寒咳嗽等；内伤咳嗽可分为痰湿咳嗽、痰热咳嗽等证型。而川贝和梨性苦甘寒，主要功效是清热化痰止咳，适用于风热、燥热、阴虚、肝火犯肺等咳嗽证型。如果出现鼻塞流涕、咳痰等证型应属风寒咳嗽，服用川贝、梨汤就是寒上加寒，是很不适宜的。

还有一些人，他们知道中医有各种证型的区分，也知道川贝、梨汤用于风热、燥热咳嗽等，但是他们缺乏对证型的判断力，很容易混淆各种症状，这样一来，也容易用错药。简单的辨证方法是看痰的颜色和稀稠，热证咳嗽的共同特点是咳出的痰稠色黄，而寒证、虚证咳嗽则是痰稀色白。燥热咳嗽的表现还有口干、咽痛，或伴有发热、头痛等症状，这时选用川贝、梨汤确有良效。但是如果口淡不渴，咽痒，以晚间咳嗽为主，痰稀而白的患者切忌使用，否则会引起腹泻等情况。

总而言之，身边的很多人都认为喝梨水或者梨加川贝母煮水能止咳，这一观点是很片面的。诚然，如果咳嗽是"燥咳"，川贝加梨应该有效；但很多情况，咳嗽不是燥咳，这时候喝梨水、用川贝不仅无效，可能还会加重病情，对后续的治疗增加了很多困难。咳嗽虽是小病，但证型很多，患者在区分不清的时候，最好找医生进行辨证施治。

另外告诉大家，川贝虽是治疗燥热咳嗽的良药，但是患有低血压的病人不适合使用，因为川贝有很强的降压作用，一旦服用，会使血压变得更低，非常危险，这一点一定要谨记。同时，糖尿病患者在服用梨汤时一定不要放糖，否则会引起血糖增高，同样可怕。

防霾要用多种方法但清肺是关键

因为雾霾天的加重，现在很多人都热衷于吃清肺食物，包括咱们这本书也介绍过一些清肺的食谱。与此同时，也有很多人对此抱有怀疑的态度，他们认为消除雾霾引起的不适有很多方法，比如说化痰、清热、通便、疏风等，而清肺只是中医的一种治法，并且那些清肺食物防雾霾没有依据。

而事实是这样的吗？显然这个结论是错误的。雾霾对身体的危害主要是大气颗粒物直接进入肺部，然后通过一系列的复杂机制对身体产生损伤，引起肺部和心血管疾病，这一点毋庸置疑。持反对态度的人认为食物是进入消化道，通过消化系统进行消化吸收，与肺中有害物质吸入的路径不同，根本就碰不了面，更别说清肺了。

之所以有如此看法，是因为他们并不了解清肺食物的具体生效原理。他们认为，清肺就是机械性地把肺里的脏东西带走、排出，其实不然。咱们这里讲的清肺，是指清肺热、润肺燥。肺部吸入大量的有害物，在中医上讲叫做外邪入侵，西医上说是细菌、病毒感染，最终结果必然是产生大量的肺热，引发肺部、呼吸道的各种疾病。这个时候，清肺食物就能发挥它的作用了，其实，这跟一些中药的效果如出一辙。

另外，中医认为，人体是一个有机的整体，五脏六腑都是相互联系、密不可分的。肺脏受到外界有害物质的侵害，必然扰动其他的脏腑，出现很多不适，如胃肠，这些食物可以在解决其他脏问题的同时，间接地发挥作用，最终还是对肺脏有利。同时，清肺食物中富含维生素A、β-胡萝卜素等成分，对我们的肺部、咽喉都是有益无弊的。

当然，防雾霾确实有很多方法，戴口罩、减少出门等，这些都是雾霾天一定要采取的措施。如果我们在日常生活中，能够适当吃一些清肺食物，防霾效果就会事半功倍。最好是按照前边介绍的食谱来做，不仅防病治病，还美味可口。

最后告诉大家，食物营养不合理、晚睡熬夜、缺乏运动、烟酒过度都会加重雾霾对肺脏的影响，在环境污染无法在短时期内得到改善的情况下，我们所能做的就是养成健康的生活方式，在污染的环境中提高自身免疫力和抵抗力，从而让生活更有质量。

总而言之，清肺食物对减少雾霾对肺脏的危害是有用的，但要注意不能过分依赖清肺食物，一味地吃清肺食物，容易导致人体摄入营养成分的比例失调，进而出现其他问题。

孕妇和备孕者在雾霾天出现不适只能扛着吗

近年来，我国的很多城市都出现了雾霾天气。雾霾天气被称之为有害天气，因为雾霾里面包含了很多有毒物质，比如灰尘、汽车尾气，可吸入颗粒等。这些有害物质孕妇吸多了很容易影响胎儿发育，导致胎儿体重过小，而且在怀孕早期吸入这些有害物质会诱发孕妇患上流感，而流感则会对腹中的胎儿造成畸形或者早产的危害。

面对如此多的问题，孕妇和备孕者该怎么办呢？当然吃药是不可行的，大家都知道，很多药物的说明书上都有孕妇慎用的提醒，这是因为"是药三分毒"，药物都有一定的副反应，更容易引起胎儿出现各种问题。

基于此，很多孕妇或者备孕者就干脆选择一直扛着的方法。我认识一位孕妇，她在自己的微信中写道：到底是雾霾跟着我，还是我跟着雾霾啊，无论走到哪儿都甩不掉它，真让我这个准妈妈"无地自容"，这可如何是好呢？

其实我们可以采取一些措施来应对，改善自身的情况，提高抵抗力。

首先，在家中摆上几盆净化空气的植物，比如说吊兰、虎尾兰等，还可以在家中使用香薰，吸收空气中的有害物质，减少危害。

其次，要有针对性地吃些水果，增强体质。每一种水果都有它们自己的功效，比如苹果，早晨空腹吃一个，可以提高维生素C的活性；每天两餐之间吃一些橘子，可以增强抵抗感冒的能力。注意尽量要吃鲜水果，对孕妇和备孕者来说，不仅可以帮助改善身体素质，还可以让胎儿更健康。

还有身体锻炼不能停。作为孕妇，本来身体就不如正常人，再不锻炼，出问题是早晚的事。但是因为雾霾，一出门就会受到危害，既然户外运动做不了，我们就要想办法在家中锻炼，走走楼梯、走走路都行，这样可以增强抵抗力。

另外，一定要做好保暖工作，不要随意地添衣减衣，最好穿厚一点，这个时候热一点没有坏处。不能因为怕热就穿得很单薄，那样很容易感冒，因为雾霾天病菌更多，你穿得少是在给病菌提供侵袭的机会。

同时，休息也很重要，任何药物都抵不上休息的作用力，人一旦睡得好了，休息足了，身体机能就以最好的状态开始工作了。所以说，孕妇和备孕者晚上一定要早睡，不要贪图玩手机和电脑，远离这些辐射的东西绝对有好处。还有，出门时要带口罩防护一下。

怀孕是每个女人一生中总要经历的一件大事，也是人生中的一大喜事，我们不能让这一喜事变成了烦心事。如果整天为此事烦恼，雾霾还没把你打垮，你自己就把自己愁垮了。所以要保持一颗乐观的心，即便是在污染严重的雾霾天中，也要坚持锻炼，增强自身抵抗疾病的能力。

吃补药就能防雾霾吗

很多人都知道"正气存内，邪不可干"这句中医上的至理名言，也正因为此，一些人就认为吃补药能增加自己体内的正气，就能防止雾霾的侵害，其实，这是一个很大的误区。体内的正气足，自然身体抵抗外邪的能力强，这一点也没错，但并不是说一味地吃补药就能增加体内的正气。

补药分为补气药、补血药、补阳药和补阴药四大类，包括各种中药和药店里卖的中成药、保健品。这些药在使用的时候一定要对证，不能乱吃，药物都有两重性，虚证方可补之。

比如说老年人，精血日渐衰亏，适当进补，能起到扶正祛邪、强健身体、延年益寿的作用，当然也会对防霾有一定效果；反之进补不当，则有害于身体、促进机体的老化，甚至造成一些副反应。如果你是阴虚的患者，吃一些补虚的药会有好处，但若是吃了助阳的补药，不但没有作用，还会"耗伤其阴"，后果更严重。

气虚的病人，经常出现精神疲乏、没有力气、动则气喘、出虚汗、消化力薄弱或者身体浮肿等，这就需要选用补气药。血虚的病人，大都有面色萎黄、头昏眼花、嘴唇苍白、心悸等症状，妇女还可能有月经量少和月经稀发等，这就需要选用补血药。阴虚的病人，往往有虚热，会出现手足心发热、盗汗、口渴、干咳无痰或者眼目干涩昏花等症状，这就需要选用滋阴药。至于阳虚的病人，最突出的症状就是比平常人怕冷，手脚也比较凉，应该选用助阳药。总而言之，中医用中药治病是根据辨证论治的原则决定的，服用补药也不例外，不能随便乱吃。

同时要注意，无病者不可随意滥用补药，那样既增加开支，又害自身。如服用鱼肝油过量可引起中毒，长期服用葡萄糖会引起发胖、血中胆固醇增多，易诱发心血管疾病。所以进补一定要根据自己的身体状况，"缺什么，补什么"才能事半功倍。

另外，即便是身体有病，吃的补药也很对证，也不能多吃。人体讲究一个阴阳平衡，一旦这个平衡被打破，疾病就会像风一样很快降临。很多人认为"常吃补药，有病治病，无病强身，多多益善"，这是不科学的，如过量服用参茸类补品，可引起腹胀，不思饮食，过服维生素C，可致恶心、呕吐和腹泻，到时候自身都难保，更别说防霾了。

特别需要指出的一点是，中医所讲的"扶正"并不单纯是指服用补品，有的时候应用清热凉血、化痰通腑、疏风解毒的方法将病邪及时消除，同样可以起到令身体强健无病的作用。所以，我们切不可为了得到"一身正气"，就盲目地去吃各种补药，补来补去，最终反而把身体补垮了，得不偿失。消除雾霾对身体不利影响的方法有很多，大家可以借鉴本书中所推荐的方法，比如说用适当的饮食来食补、戴口罩、经常锻炼身体、保持充足睡眠等多角度、多层次的提高"正气"。

师门轶事

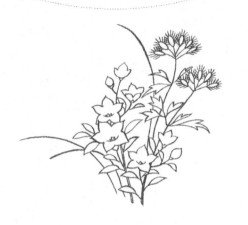

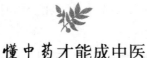

懂中药才能成中医

现在，由于医药分家，中医大夫不再像以前坐堂的大夫一样，采药、抓药、炮制……导致了很多中医大夫只认得中药名，不知道中药什么样子，更别提性味归经了。我之所以年纪轻轻就对中药了如指掌，与幼年熟记《药性歌括四百味》等有非常大的关系。

我幼时体弱，经常生病，父母就经常给我买一些中医图书，让自己翻看。所以，自小学二年级起，便接触针灸穴位知识，其后阅读《药性歌括四百味》《医学三字经》《濒湖脉学》《汤头歌诀》等中医启蒙著作。

学医之路从来就没有什么捷径可走，为了加深对中药功效主治的记忆，我采取了一些"笨法子"，先是抄写《药性歌括四百味》。《药性歌括四百味》是一本阐释性读物，是明代医家龚廷贤所著。每味药物下分原文、注释、语译、按语四个部分。全书对每味药物的品种、来源、产地、药性、功能主治、临床应用、用法用量、使用注意事项等内容进行了全面的阐释。内容简明扼要，通俗易懂，实用性强，适合于中医药工作者、医药院校广大师生及中医药爱好者阅读、参考。

在抄写过后，我再随机找一张药方，把每味药的功效主治均记录下来，日积月累便对药物十分熟悉。

正是由于"死记硬背"了这些中医基础知识，所以在后来给病人开方的时候，每一味药都像自己的老朋友一样，自然而然地跃于纸上。

因为兴趣所以专注

小学毕业时，我以优异的成绩考取天津市重点中学。父母给的礼物是一套6册《中医传世藏书》，囊括了大部分中医经典著作。说起来真得感谢自己的父母，每念及此，都忍不住感恩于心。在少年时求知欲最强的时候，父母给予了最正确的引导。

此后，我便一发不可收拾，周末、节日、假期，只要有空余时间，就对中医经典手不释卷。并且，身边的亲戚以及父母的朋友有什么健康问题，都能从饮食、运动等方面给予非常客观的指导。刚开始亲戚朋友觉得我是个小孩子，对我的话一笑而过，但是慢慢地，大家发现我说得都是对的，很多人到医院去看病，大夫也这样叮嘱他们。大家这时候才明白，原来这个才读初中的毛头小伙，并不是胡乱说说而已。有时候，亲戚朋友有感冒发烧等小毛病，我就根据风寒、风热等证型，开一些简单的方子，他们用了就好了。大家都对我父母说，将来考大学了，一定得当医生，要不然亏了这份天赋了。

当然，这个时期的学习多数还是纸上谈兵，并没有实际操作的经验，对脉象什么的知道的也只是皮毛。

由于从小学习成绩都比较优异，所以高考结束，根据估分，毅然报考了北京中医药大学，没有意外地被临床科研专业 A 班录取。头两年在南开大学学习现代生命科学知识。此间，除了完成学业，还大量阅读中医名家医案，并在当时的天津中医学院第一附属医院跟随著名肝病专家张俊富老师学习。张俊富老师可是大名鼎鼎。当年北京城有四大名医，萧龙友、孔伯华、汪逢春、施今墨。张俊富就是施今墨的再传弟子，张老师的另一位老师是天津名医谷济生，也就是全国名老中医谷世喆的父亲。

在张老师的点拨下，我对临床辨证论治、脉诊、方药有了更深入、更系统的了解，跟随张老师诊治了大批肝炎、肝硬化患者，甚至还有几例肝移植术后的患者。看到这些重症病人通过中医药治疗以后，体力快速恢复、黄疸渐渐消除，更坚定了对中医的信心。

最好的朋友是图书馆

在南开大学求学期间，我最好的朋友就是图书馆里大量的中医书籍，这其中大部分是 20 世纪 70 年代 80 年代的名医之作。那时候出版的这些书都是名医名家的毕生心血、经典之作，含金量非常高。

在大量借阅中医书籍的时候发现，有很多著作还给图书馆后想再借就没有了。再加上过去不像现在，网购什么的非常便捷，想买什么网上都有，于是干脆整本书复印。这个时期，我脉诊的水平还是很一般，主要靠问诊搜集信息。时常为了开好一张方子要翻阅多本医案，借鉴其中的辨证及用药经验。尤其是对施今墨用药借鉴比较多。为了接触更多医生的处方，也为了熟悉中药饮品，利用业余时间到天津中新药业社会实践，替人家抓药。

有一次一位药师拿一张七旬老医治疗咳嗽的处方给我看，比较特殊的是方中有味中药远志。远志本身是安神定志、交通心肾的药，多用于治疗失眠健忘等。那个药师非常不解，为什么里面会有远志呢？我就说，远志在这里是发挥化痰的作用，属于常用中药的冷僻应用。那个药师听了连连称赞，说你太厉害了。2003 年，正值非典肆虐，当时我在那家药店里深思多日，写了一张预防处方，属于辛凉疏卫、清解内热的方子。这个方子非常受欢迎，一天就卖了 300 多剂，我也可说是小有成就。

拜师京城名医鲁兆麟

回到北京中医药大学后，开始了系统的中医学习。由于之前的努力，我对中医基础理论、中药学、中医诊断学、方剂学都有非常好的基础，考试成绩也都是 95 分以上。由于学有余力，便去蹭高年级的课程，因此结识了后来的导师鲁兆麟教授。

鲁老是一位慈爱的老师，对我非常关照。他出身中医世家，其父鲁春圃为京城名医，复经中医泰斗任应秋老指点，对中医有深刻理解。鲁老师历任北中医教务主任，但临证不辍，将自身实践与中医各家学说理论完美结合，善于表达，是北京中医药大学少有的选修课会有人旁听的老先生。

那时候，我时常是周三下午泡在鲁老师的办公室，有人来求医我也跟着看病，有人来谈学术我也跟着讨论……总之是不放过任何向老师学习的机会。除了学习中医理论，还要学习老师对于中医知识的灵活运用。后来到了选导师的时候，我和鲁老师一提便被欣然接受，成为鲁老的关门弟子。

再拜名师御医高徒彭建中

鲁老声名远播的同时也有"不利"的一面，就是他时常出国讲学，带我看病的机会少。所以，我又厚着脸皮求鲁老引荐一位能指导其临床的老师。鲁老直接推荐了彭建中先生，说彭老师学问很好，看病也很好，还亲自将我带到彭老师面前，请彭老师指导临床。由此开启了我此生最重要的一段学习经历。

说到彭建中老师，不能不说起赵绍琴先生。赵绍琴先生是三代御医之后，其祖上三代均为清宫御医，其父赵文魁更是中国封建历史上唯一一位头品顶戴花翎的御医。清代太医院设有御医、目吏、恩粮等职务，御医是最高一级。当年慈禧老佛爷外出，同行的御医认为老佛爷身体素质好不会患病，便叫文魁公当值（值班）。谁料想一日老佛爷突发高热，年轻的文魁公1剂药治好了老佛爷。老佛爷大喜往外，破格提拔为御医，后来文魁公为皇室治病屡屡获得奇效，被赐予头品顶戴花翎，并被任命为太医院院使（正院长）兼管御药院御药房。应该说机会总是属于有准备的人。文魁公不仅是最年轻、品级最高的太医院院使，也成了中国封建历史上最后一位太医院院使。

民国时期，文魁公先是跟随宣统皇帝赴天津，后返回京城为百姓治病。期间，一位来自苏州的年轻人拜文魁公为师，这人就是后来的北京四大名医之一汪逢春先生。汪先生擅长治疗时令病和内科杂病，也是一位具有传奇色彩的医生。汪先生诊务繁忙，每天清晨很早起床先是虔诚诵经，浏览《临证指南医案》等名著，并整理自己的医案。然后开始应诊，前几位患者免费，后面的患者每位诊费 8 个大洋，一般上午诊治几十位患者。下午汪先生乘坐自己的汽车出诊，每位诊金高达 13 个大洋，晚上出席各种社会活动。在医疗取得巨大成功的同时，汪先生将自己的收入全部用于中医教育，培养了大批中医栋梁。在汪先生众多弟子中，有一位便是赵绍琴。

赵老晚年回忆说，文魁公去世时自己年纪尚轻，后拜汪先生为师，但私下汪先生对自己是兄弟相称，并不以师长自居。赵绍琴先生家学渊源已不需多言，自幼经名医韩一斋、瞿文楼调教，对《内经》《脉诀》《伤寒论》《金匮要略》等熟读成诵。至今彭老师处还保存着赵老自己抄写的《内经》书稿与瞿文楼为赵老编辑的汤头歌诀。赵老是一代温病大师，对温病有独到见解，还将温病理论运用于临床各科，尤其是肾病的治疗。

我开始独立应诊后，有一位患者拿来当年赵老为她叔叔治疗肾病的处方。荆芥、防风、白芷各 6 克，生地榆 10 克。这样一张小小的处方却治好了一位 20 岁小伙子的顽固肾病，当时小伙子是被抬进诊室的。赵老的爱人吴静芳女士也是一位名医，开方一般只有八味。1990 年国家为了抢救性保护中医，开始了全国名老中医师带徒活动。赵老和老伴儿任人唯贤，在家中 3 位子女均从事医药工作的情况下，还是推举彭建中老师为赵老学术继承人。彭建中老师当年考取了任应秋老的硕士研究生，在校期间多次想要拜赵老为师，但均被赵老婉拒。直到 1984 年任老去世后，才和赵老抄方学习。由于彭老师基础知识扎实，精通中医各家学说，对师父师母恭敬，被二老认为是学术继承人的不二人选，并在人民大会堂举行拜师仪式。

中医治病的精髓在辨证

在进入师门后才逐渐了解到，当初买书时知道有赵绍琴这么一位专家，看那书的编者是彭建中老师。当时买了《赵绍琴临床验案精选》却束之高阁，因为异乎寻常的用药风格让我难以捉摸。直到和彭老师抄方学习，才开始领悟到其中妙谛，也可以说是开启了我的中医之门。

赵氏医学最有魅力之处在于精于辨证、重视脉诊、用药轻灵。很多时候人们的思维容易陷入某种模式，中医也不例外。比如慢性肾病，患者往往出现一些虚弱的表现，贫血、乏力、心悸、腰酸等。医生往往囿于中医"肾无实证"的说法采用补肾、益气养血的方法治疗。赵绍琴教授运用师承脉诊方法，将中医常用的浮中沉三部诊脉法发展为浮中按沉四部诊脉法。浮中反映疾病表象；按沉则代表疾病本质。慢性肾病患者的脉象多轻取无力，重按或滑或数，赵老应用温病学理论辨证为下焦湿热，伤及血分。用疏风胜湿、凉血化瘀方法治疗，配合忌食高蛋白、运动锻炼，对肾炎、肾病综合征、肾衰竭取得了非常好的疗效。所用之药都是非常普通的，如同上文提到的荆芥、防风、白芷、生地榆之类。由此可见，中医治病的精髓在于辨证，而不能局限于肾病治肾，误将肾病当成肾虚。

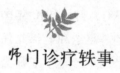

师门诊疗轶事

很多朋友会认为中医是一招鲜吃遍天的经验主义，其实不然，中医一切新理论新观点的提出都是要符合中医理论的，而且要在临床中取得成效才行。譬如，患者尿蛋白大量流失，尿毒症患者血红蛋白极低，这些虚弱症状的背后其实都是邪气炽盛在作祟，所以赵老并不盲目地补蛋白、补血，相反却是用大黄泻热通腑。患者用药后非但没有恶化，反倒是体质一天天增强，化验指标逐步改善。这一切与中医讲的"大实若赢状"完全吻合。也是赵老精于脉诊，对疾病本质有了准确把握的结果。

名医赵绍琴轶事一：乙肝大三阳转阴了

随着现代医学检查技术的发展，许多中医原本没有认识到的疾病也需要中医解决。在东方医院实习时，一位血液科的主任回忆说当年在北中医读书，被查出了乙肝大三阳。有一天他坐在教学楼的台阶上惆怅，赵老从他身边经过，问他为何发愁。一听是乙肝，赵老说我给你治，经过几个月的治疗，这位主任的乙肝真的转阴了！

名医赵绍琴轶事二："透热转气"法救人命

当年著名画家王雪涛病重昏迷，总理批示一定要请赵老救治。王雪涛的病情极为复杂，心力衰竭合并肺部感染，多种抗生素耐药，并出现剥脱性肠炎。这类疾病就是在如今也是九死一生，赵老运用温病学卫气营血辨证，使用"透热转气"法挽救了王雪涛的生命。

后来家属忙于进补，王雪涛二度昏迷，这种情况中医称为"食复"，意思是饮食不节制使得疾病复发。赵老再施妙法，令其痊愈。

名医赵绍琴轶事三：一角钱治好尿潴留

有位女士产后尿潴留，在国外依靠导尿维持，花费很大。电话咨询赵绍琴教授，处以一角钱苏叶代茶饮，谁料想竟然恢复自主排尿。事后赵老回忆说，这就是用了中医"提壶揭盖"的方法，并没有什么神奇的。一桩桩一件件，都是真人真事，不得不佩服赵老的高超医术。

光环总是与质疑并存，时至今日还有些朋友认为只有《伤寒论》经方可以治病，温病理论应该被统摄到伤寒之中。一些理论上的问题我们没有必要在这里探讨，从大量赵老未出版的处方来看使用经方的比例是很高的，治疗高热的白虎汤，治疗肺炎喘咳胸痛的麻杏石甘汤合三子养亲汤等等。据说当年赵老在一次授课中从《伤寒论》最后一条背诵，直到第一条经文，全部成诵，质疑赵老只懂温病不懂伤寒的声音自此销声匿迹。

恩师彭建中轶事：气定神闲

彭建中老师系统总结了赵老临床经验，发展了赵老治疗肾病的学术思想，使临床疗效进一步提高。我学习之初也是一头雾水，后来在彭建中老师的指点下仔细研读各种关于赵老经验的书籍，并在门诊中不断观察，方知其中奥妙。

由于我基础知识还算扎实，在北京中医药大学举行的基本功大赛中拔得头筹。随着不断学习，也从旁听站着围观坐到了彭老师对面一同看诊、写方。彭老师门诊量巨大是在大学出了名的，半天门诊少则四五十位患者，多则八九十位患者。有时真是会写方写到手软、低血糖。但彭老师看诊永远不慌不忙、气定神闲，一股成竹在胸的强大气场感染着每一位患者。回想起当年积累了大量门诊经验，真是对老师有说不尽的感谢。现在我早已独立应诊，也成了多家医疗机构最年轻的专家，而且门诊量在同龄人中算是非常可观的了，单次门诊最高可达 52 位患者。快速、从容地看好每一位患者，还能够保证疗效，这绝非是一朝一夕的功夫，而是得益于当年跟随老师出诊的历练。由于彭老师门诊量大、口碑好，很多大学里的学生纷至沓来跟老师抄方。

苏全新轶事一：摸出囊肿脉象

我之所以能够取得彭建中老师的赏识，一方面是鲁老师引荐的结果，另一方面是对老师尊重、临床中比较机灵所致。记得和彭老师出诊一段时间后，我就不单纯埋头写方了，而且把写方这样的机械劳动让给了新来的同学。我则搬椅子坐在彭老师旁边一同看舌象、诊脉，根据老师与病患的问答以及处方调整，体会舌脉与用药间的关联。直至有一次周二下午门诊，彭老师摸了一位老者的脉后叫我也摸，看我能摸出啥来。这也是老师对我的第一次正式考验，摸了一会儿，脑子里快速回忆各种脉象，恍然大悟这是那种身体上长了异物的脉象。询问老者是否身上长了囊肿、息肉，果不其然双肾多发囊肿。彭老师笑着说："能摸出这个来说明你学得不错呀。"

苏全新轶事二：远程诊病获得奇效

有位在网上求医问药的新疆患者，颅内占位，引发头痛及频繁遗精，我仿效老师彭建中的处方风格为人家免费开了点药。谁料想竟然真的非常有效，人家感谢我，不远千里寄来杏干、巴旦木。

苏全新轶事三：十年重病月余治好

又有一位患者，年逾四旬的男性，两胁隐痛十余年，一直求医未效。前面医生开的中药都是疏肝健脾、理气止痛的方子，胁痛从肝论治是没有错的，也不乏名老中医手笔，但为什么没有效果呢？仔细思考，想到了清代王旭高的治肝三十法。治疗肝病的第一法是疏肝，第二法"疏肝不应即用通络"，而且中医讲久病入络，这十多年的毛病，想必是要用通络的方法了。在疏肝解郁的方之中加入了僵蚕、降香等入络的中药，加加减减一个半月这病人就好了。

苏全新轶事四：能感受到病人的痛苦才是好大夫

一次彭老师的一位血小板减少性紫癜小病号突然过敏发病，血小板降至 1 万，正常值是 10 ~ 30 万。恰巧孩子父母出国了，彭老师也要去新加坡讲学，登机前接到患者家属电话，彭老师便推荐我去接诊。当时小患者已紧急住院。

小朋友一见到大夫时第一句话就是问自己会不会死。

我当时听了心里很不是滋味，医者仁心，小孩子像个小天使，那种痛苦就像加在自己身上一样，感同身受。

望诊后发现这孩子舌头是红的，苔是腻苔，脉数有力，说话声音高亢，血小板虽然很低但不是虚证。运用师门经验，开了 7 副汤药。一周后孩子出院，没用激素，复诊时血小板恢复正常，又加了几味益气养阴的药，这病就算全好了。住院 5 天花了 7 万多元，汤药却只花了 200 元。现在这位小患者已经在美国读高中了，一直没再犯病。

苏全新轶事五：学生要得到老师的认可才能称得上学生

很多朋友都关心中医界的拜师是怎么一回事，要举行仪式还是要公证备案。其实我和彭建中老师成为师徒是很顺利的，没有任何仪式。老师在学生心中永远是老师，而学生能不能得到老师的认可是另外一回事。

有一位金同学和我住在大学宿舍同一层，他有个小毛病——地图舌。当时他找大学里很多老师诊疗过，也不乏很有名的教授，都是见到剥苔就从胃阴不足论治，开的几乎都是沙参、麦冬、石斛、百合之类，但都没有效果。

后来聊天提起，我就给他看了看。这位金同学是山东人，形体壮实，舌质红苔腻，花剥苔，脉是弦的。再仔细询问，睡觉梦多，大便不成形。这些都不是胃阴不足的表现，反倒是肝脾不调、湿滞中焦的症状。给他开了几副汤药，记得是柴胡、黄芩、川楝子、竹茹、枳壳、荆芥、炭防风之类。服用后金同学的舌苔反而是长全了。

苏全新轶事六：尊师重道方为好学生

此后一次偶然的机会，金同学带老家亲戚来大学国医堂看病，那天彭老师也在出诊，他知道我一直和彭老师学习就也挂了个号。他拿出我的方子说是同学给开的，彭老师说这不是我徒弟苏全新的字迹吗？从那以后，我知道彭老师对自己已经当徒弟看待了。其实，徒弟对师父最好的承事并不是送礼或者奉承，而是要尊师重道。记得当年北京中医药管理局提出创建赵绍琴名家研究室的倡议。彭老师和苏大夫一直利用业余时间填报各种资料，搜集整理赵老遗物，还找来朋友帮助拍摄纪录短片，出版赵老诞辰九十周年纪念画册。当时我花了 400 元钱为赵老重新制作遗像，可当时还是学生的我每月生活费只有 600 元。正是这一次又一次对师长们的尊崇才是打动彭老师的地方。

在校期间，我还结识了李曰庆教授、刘淑清教授。李曰庆老师是中医外科、泌尿男科泰斗；刘树清老师是国医大师王绵之先生的学术继承人，也是我的方剂学老师。他们都无私地将宝贵学术经验传授给我，令我永生难忘。现在鲁兆麟老师、彭建中老师、李曰庆老师均被遴选为国家级名老中医，我也为能有这些值得敬重的老师们感到骄傲！